NOUVELLES RECHERCHES

SUR L'ACTION CURATIVE

DES EAUX DU MONT DORE

DANS LA

PHTHISIE PULMONAIRE

PAR

LE DOCTEUR JULES MASCAREL

Ex-interne lauréat des hôpitaux de Paris,
médecin en chef de l'hôpital de Chatellerault, médecin des épidémies,
membre du comité d'hygiène et de salubrité publique,
correspondant de la Société de chirurgie de Paris, de la Société anatomique
et de la Société d'hydrologie médicale,
de plusieurs sociétés françaises et étrangères,
lauréat de la Société impériale de médecine de Toulouse,
chevalier de la Légion d'honneur,
médecin consultant aux eaux du mont Dore.

« Avant d'abandonner une maladie rebelle et de livrer un
« malade au désespoir, en le déclarant incurable, je voudrais
« tenter tous les moyens connus pour le guérir. »

(DE BRIEUDE, *Observ. sur les eaux thermales de Bourbon-l'Archambault, de Vichy et du mont Dore*, 1787.)

PARIS

J.-B. BAILLIÈRE ET FILS,

LIBRAIRES DE L'ACADÉMIE IMPÉRIALE DE MÉDECINE,

19, rue Hautefeuille.

LONDRES, Hippolyte BAILLIÈRE, 219, Regent-Street. | NEW-YORK, BAILLIÈRE BROTHERS, 440, Broadway.

Madrid, C. Bailly-Baillière, plaza del Principe Alfonso, 16.

1865

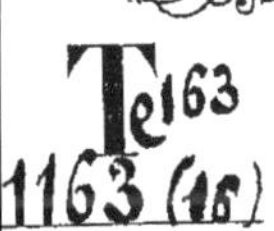

NOUVELLES RECHERCHES

SUR

L'ACTION CURATIVE DES EAUX DU MONT DORE

DANS LA

PHTHISIE PULMONAIRE.

Paris. — Imprimé par E. Thunot et Ce, rue Racine, 26.

NOUVELLES RECHERCHES

SUR L'ACTION CURATIVE

DES EAUX DU MONT DORE

DANS LA

PHTHISIE PULMONAIRE

PAR

LE DOCTEUR JULES MASCAREL

Ex-interne lauréat des hôpitaux de Paris,
médecin en chef de l'hôpital de Chatellerault, médecin des épidémies,
membre du comité d'hygiène et de salubrité publique,
correspondant de la Société de chirurgie de Paris, de la Société anatomique
et de la Société d'hydrologie médicale,
de plusieurs sociétés françaises et étrangères,
lauréat de la Société impériale de médecine de Toulouse,
chevalier de la Légion d'honneur,
médecin consultant aux eaux du mont Dore.

« Avant d'abandonner une maladie rebelle et de livrer un
« malade au désespoir, en le déclarant incurable, je voudrais
« tenter tous les moyens connus pour le guérir. »

(De Brieude, *Observ. sur les eaux thermales de Bourbon-l'Archambault, de Vichy et du mont Dore*, 1787.)

PARIS

J.-B. BAILLIÈRE et FILS,

LIBRAIRES DE L'ACADÉMIE IMPÉRIALE DE MÉDECINE,

19, rue Hautefeuille.

LONDRES, Hippolyte Baillière, 219, Regent-Street.

NEW-YORK, Baillière Brothers, 440, Broadway.

Madrid, C. Bailly-Baillière, plaza del Principe Alfonso, 16.

1865

NOUVELLES RECHERCHES

SUR

L'ACTION CURATIVE DES EAUX DU MONT DORE

DANS LA

PHTHISIE PULMONAIRE.

> Avant d'abandonner une maladie rebelle et de livrer un malade au désespoir en le déclarant incurable, je voudrais tenter tous les moyens connus pour le guérir.
>
> (De Brieude, *Observ. sur les eaux thermales de Bourbon-l'Archambault, de Vichy et du mont Dore*, 1787.)

S'il est un fait aujourd'hui accepté par la plus grande partie des praticiens, c'est que la guérison de la phthisie pulmonaire n'est pas absolument impossible. Cette idée, déjà émise il y a plus de vingt ans par le professeur Cruveilhier dans ses leçons publiques à la Faculté de médecine de Paris, n'était en quelque sorte que le corollaire de cette assertion plus ancienne de Morton : « Ils seraient (les tubercules) la perte du genre humain, s'ils conduisaient inévitablement à la mort. » (Morton, *Phthisiologia seu exercitationes de phthisi*, Londres, 1689.)

L'illustre Sydenham tenait à peu près le même langage. Mais les opinions de ces deux grands praticiens anglais perdirent la plus grande partie de leur valeur, lorsqu'au commencement de ce siècle Laennec, en venant révéler au monde médical l'auscultation médiate, établit d'une manière péremptoire la ligne de démarcation entre le catarrhe pulmonaire simple et le catarrhe tuberculeux.

Constatons dès à présent avec plaisir que chaque jour voit augmenter le nombre des médecins qui croient à la curabilité de la phthisie. M. Andrieux (de Brioude) a rassemblé avec soin les noms des autorités scientifiques qui sont à la tête de ce grand mouvement, qui ne pourra que tourner au profit de l'humanité. (Voyez *Annales des maladies chroniques*, juillet, n° 2, 1860.)

Nous ne nous étendrons pas sur les deux modes de guérison des tubercules pulmonaires, généralement reconnus aujourd'hui. Tout le monde sait que dans l'un ce corps amorphe se densifie, se concrète et s'imprègne de dépôts calcaires : c'est le tubercule crétacé ; dans l'autre il se ramollit, se désagrége et est expulsé par les efforts de toux, mélangé avec les produits de sécrétion plus ou moins abondants des bronches. Dans ce dernier cas, il reste à sa place une cavité ou caverne dont les parois peuvent se rapprocher, se souder et donner naissance à des brides cicatricielles si la solution de continuité est petite ; dans le cas contraire, la poche creusée au sein même du parenchyme pulmonaire peut rester fistuleuse et se recouvrir d'une fausse membrane muqueuse dont les produits s'identifient avec ceux des bronches et de la trachée. Aussi pouvons-nous dire, avec Carswel, que l'anatomie pathologique n'a jamais démontré avec une évidence plus concluante la curabilité d'une maladie que celle de la phthisie pulmonaire.

Enfin, un troisième mode se présente naturellement à l'esprit, quoiqu'il soit bien loin encore d'être démontré : c'est la terminaison par résolution ou absorption.

Quiconque cependant se livre avec quelque attention à l'étude des grands phénomènes de physiologie pathologique touchant ce que nous appelons l'*absorption*, ne tarde pas à être frappé autant d'étonnement que d'admiration s'il veut chercher à se rendre compte de phénomènes physiques appréciables dans leur forme, mais vitaux, intangibles dans leur fond. Ainsi, voilà un homme qui en quelques jours, en quelques heures, soit pendant l'état de santé, soit plus souvent pendant le cours ou à la fin d'une maladie aiguë, qui, dis-je, est pris tout à coup d'un énorme gonflement de la glande parotide ; eh bien ! en moins de quelques jours aussi, quelquefois même du soir au lendemain matin, cette tuméfaction qui mesurait plusieurs centimètres de circonférence, a disparu et est remplacée soit par une orchite, soit par un état morbide nouveau qui trop souvent menace rapidement la vie du malade. Nous disons alors qu'il y a eu métastase ; mais par quel mécanisme s'est effectuée cette soudaine disparition d'un engorgement alors qu'il eût fallu à l'art bien des semaines pour en opérer la résolution. Or si nous ne pouvons surprendre ce merveilleux mécanisme de l'absorption s'effectuant sous nos doigts étonnés et en présence, pour ainsi dire, de tous nos sens attentifs, que sera-ce donc lorsque nous voudrons assister à ces mêmes phénomènes dans des cavités obscures et profondes, comme le sont les trois cavités splanchniques?

Si, passant à un autre ordre de phénomènes, nous nous arrêtons aux états organopathiques connus sous les noms de goutte, de rhumatisme articulaire aigu, d'hydropisie active aiguë des synoviales et celles de la plupart des cavités closes de l'économie, partout nous voyons la force d'absorption s'exercer en conservant le secret de ses mystères.

Et si, poursuivant notre étude, nous passons des diverses collections séreuses ou synoviales aux collections purulentes qui, sous l'influence des causes les plus diverses, se creusent dans la trame intime de nos organes, ici sous forme de petits foyers isolés, circonscrits, avec ou sans kystes, n'ayant d'autre support que le tissu cellulaire, là au centre même des glandes sécrétantes comme les mamelles, la parotide, etc., ou non sécrétantes comme les ganglions lymphatiques, personne ne conteste aujourd'hui la possibilité de la résorption, pas plus que n'a jamais été niée celle du sang épanché, extravasé dans la trame des tissus, qu'il soit cellulaire, musculaire, parenchymateux ou même osseux.

Enfin, il n'est pas jusqu'aux matières minérales, jusqu'aux calculs formés de toute pièce dans les réserves de l'économie animale qui, sous l'influence de certains agents immédiats et plus souvent médiats, ne se dissocient, ne se désagrégent et ne se laissent aller à une dissolution, par suite de laquelle ils sont éliminés avec les produits de sécrétion, au milieu desquels ils ont pris naissance. Pour être exceptionnels, ces faits n'en existent pas moins. Or qu'est-ce donc que cette granulation grise, que ce tubercule, toujours et partout réfractaire, auquel nous nous obstinons à refuser tout travail de résolution ou de résorption? Et cependant qui n'a pas rencontré dans le cours de sa pratique au moins une fois un ganglion tuberculeux situé sous le maxillaire inférieur d'un jeune sujet, ne dépassant pas le volume d'une amande, rester indolent, dur, résister longtemps, très-longtemps à divers traitements, mais enfin finir par se fondre et disparaître sans s'abcéder et sans laisser traces de son passage? Le grand chef de l'école physiologiste, Broussais, n'a-t-il pas écrit : « Je ne puis m'empêcher de croire que les tubercules se résolvent? » Laissons d'ailleurs la parole à M. le docteur Mandl; les recherches de ce savant médecin tendent de plus en plus à apporter la lumière sur un problème qu'il appartient à la science moderne de résoudre. « Les recherches que je poursuis depuis quelque temps, dit-il (*Académie des sciences*, avril 1860), sur l'histologie des tubercules, tendent de plus en plus à établir que ces corps sont autant de produits d'*exsudation plastique ;* or personne n'ignore que les exsudations peuvent être résorbées.

Ainsi donc, avec Broussais, avec nos distingués collègues MM. Mandl, Herard, Cazenave, Sandras, Sales-Girons et tant d'autres, nous croyons à la résolution possible des tubercules en général et des tubercules pulmonaires en particulier. « La Providence, dit ce dernier auteur, luttant contre l'aveuglement des savants, démontre matériellement la réduction des tubercules à tous les degrés de développement. » Nous ne nous dissimulons pas toute la gravité de la tâche que nous entreprenons; longtemps encyclopédiste, il nous a été donné plus d'une fois de voir nos confrères les spécialistes trop circonscrits dans leur domaine s'engager dans des voies ténébreuses et parfois erronées. Nous ferons tous nos efforts pour éviter de nous égarer dans de pures conceptions de l'esprit, et pour que la discussion à laquelle nous allons nous livrer ne sorte pas du terrain des faits et des faits recueillis dans toute leur simplicité sans préméditation comme sans arrière-pensée et avec toute l'autorité et l'authenticité désirables, notre but à tous devant être de marcher à la découverte de la vérité.

Prenant la phthisie pulmonaire à tous les degrés, nous nous proposons de la soumettre, sous les yeux du lecteur incertain et douteux, au grand creuset du célèbre établissement hydrothermothérapique du mont Dore, et nous nous estimerons heureux, non pas de le convaincre à l'évidence et à la vérité de nos assertions, — notre ambition est plus bornée,—mais de pouvoir seulement ébranler ses doutes au point de vue de la curabilité de cette maladie et provoquer de sa part un examen critique impartial et consciencieux. La vérité n'est qu'à ce prix.

Afin de laisser le moins de doute sur le diagnostic et sur la nature de la maladie, nous diviserons ce travail en deux grandes parties. Dans l'une nous comprendrons tous les cas de phthisie au premier degré (phthisie douteuse), dans l'autre tous ceux du second et du troisième degré (phthisie confirmée).

Chaque partie comprendra deux classes :

Première classe : Phthisie héréditaire.
Deuxième classe : Phthisie acquise.

Et chaque classe deux genres : le genre masculin et le genre féminin.

PREMIÈRE PARTIE.

PHTHISIE DOUTEUSE NON CONFIRMÉE.

Pour les maîtres de l'art, pour ceux qui auscultent chaque jour un plus ou moins grand nombre de malades, le diagnostic de la maladie au premier degré s'établit avec la plus grande facilité, grâce aux précieuses recherches en ce genre que nous ont léguées les hommes de notre époque. Et cependant, malgré la précision des signes stéthoscopiques et plessimétriques, quel est le praticien qui n'a pas plus d'une fois voulu attendre avant d'être affirmatif, avant de jeter sur le papier une expression dont les échos retentissants vont jeter, je ne dirai pas le deuil, mais le chagrin dans toute une famille? Le bruit du craquement sec, que quelques auteurs considèrent comme ayant une valeur pathognomonique, ne jouit pas pour nous de ce grand privilége, et nous avouons humblement n'établir le diagnostic de la maladie à son début qu'avec un ensemble de signes admis par la majorité des praticiens.

Ayant un certain nombre de faits à citer dans ce mémoire, nous ne présenterons que d'une manière succincte et abrégée l'histoire de chaque malade, en donnant un peu plus ou un peu moins de développement suivant l'importance des faits. Mais aussi nous apporterons tous nos soins à mettre bien en relief, quoique d'une manière concise, les caractères les plus saillants et les plus propres à bien fixer l'esprit du lecteur.

Première classe. — Première partie.

PHTHISIE HÉRÉDITAIRE.

Deuxième genre : genre féminin.

SYMPTÔME DE PHTHISIE AU PREMIER DEGRÉ; GUÉRISON COMPLÈTE PAR DEUX SAISONS AUX THERMES DE MONT DORE. (Docteur GUÉRINEAU, médecin traitant.)

OBS. I. — Madame A... a perdu son père et sa mère, ainsi que deux tantes du côté paternel, tous de la phthisie pulmonaire; elle est très-brune, d'un tempérament lymphatico-sanguin, bien réglée, mais sujette aux flueurs blanches, et fut traitée, il y a douze ans, pour une affection de l'utérus. Elle a eu trois enfants qui ont succombé avant l'âge de 2 ans; elle-même est âgée de 35 ans.

Madame A... s'enrhume avec la plus grande facilité pendant la saison froide, et ne se porte jamais mieux que durant les chaleurs de l'été.

Au mois de novembre 1858 elle reçut une lettre de l'île Bourbon, lui annonçant que son cousin germain venait de succomber à la phthisie pulmonaire. C'est de cette époque que date l'invasion de sa maladie, qui s'est caractérisée par de la douleur au larynx, un chatouillement désagréable le long de la trachée-artère, une toux tout à fait sèche et quotidienne sans être trop fréquente, des douleurs vagues dans le dos et dans l'épaule droite, de l'affaiblissement de la voix le soir, de la dyspnée pour monter l'escalier, beaucoup d'amaigrissement et de diminution des forces par suite de la perte d'appétit.

D'après les conseils de M. le docteur Guérineau, cette dame se rendit au mont Dore le 23 juillet 1859.

Il n'y a ni matité ni bronchophonie dans aucun point de la poitrine; mais sous l'aisselle droite et sous le tiers moyen de la clavicule de ce côté, les deux temps de la respiration, qui est saccadée, sont prolongés et s'accompagnent de craquements humides avec un bruit de taffetas plus prononcé pendant la toux. A gauche on ne trouve rien de semblable. Il y a eu deux fois de très-petites hémoptysies, et la menstruation ne dura que deux jours au lieu de cinq.

Les premiers jours du traitement furent mal supportés; le sommeil, l'appétit ne revinrent qu'après sept ou huit jours, et la malade prenait beaucoup d'ennui, persuadée qu'elle était atteinte d'un mal de famille dont elle ne guérirait pas. Elle quitta les eaux le 13 août dans un état beaucoup plus satisfaisant, et de petites bouffées de râle crépitant fin se faisaient entendre du côté lésé.

Madame A... revint aux eaux le 4 juillet 1860; l'hiver s'est bien passé, sans accidents; cependant, au mois de février, la toux et l'affection catarrhale sont revenues, mais sans fièvre; les eaux transportées furent prises alors, et depuis cette époque la toux a cessé. Aussi aujourd'hui la malade a pris de l'embonpoint, elle n'est plus triste, bien plus abondamment réglée, toutes les fonctions se font bien.

A l'auscultation on n'entend plus que de très-légers craquements secs dans la fosse sus-épineuse. La saison est parfaitement bien supportée, l'appétit et le sommeil excellents, et au départ qui eut lieu le 4 juillet, on constate une respiration douce et moelleuse partout; seulement le bruit respiratoire est un peu renforcé dans la fosse sus-épineuse droite.

Phthisie au premier degré; guérison après deux saisons. (Docteur Guérineau.)

Obs. II.— Madame la comtesse de E... est âgée de 27 ans, très-brune, lymphatico-nerveuse, bien réglée et mère de deux enfants qu'elle n'a pu nourrir. Sa mère est morte à 28 ans, son frère et sa sœur avant cet âge, tous les trois de la phthisie. Elle tousse depuis cinq ans et a eu plusieurs fois de très-petites hémoptysies.

Matité et bronchophonie intense dans toute la fosse sus-épineuse droite, avec râles humides rares, puis craquements; expiration prolongée sous la clavicule droite sans matité prononcée. Toux peu intense, mais plus forte le matin que le soir; expectoration d'une petite quantité de grumeaux de mucosités; voix voilée le soir en parlant et en s'exposant au froid; sens et voies digestives en bon état.

Le traitement thermal est commencé le 18 juillet, du dixième au dix-neuvième jour qui fut celui du départ; le sommet droit du poumon devint le siége de râle crépitant fin, mais sans expectoration et presque sans toux; il y eut augmentation de l'embonpoint et plus d'animation dans les traits. L'hiver s'est bien passé; les eaux transportées furent prises au commencement de la saison froide, et la malade, cette année 1859, se trouvait si bien qu'elle a voulu se soustraire aux exigences d'une nouvelle saison.

Mais en 1860, le docteur Guérineau, médecin ordinaire de madame de E..., fut si émerveillé du résultat du premier traitement, qu'il conseilla de nouveau les eaux du mont Dore. Cette dame y arrive le 3 juillet; il n'y a plus ni toux ni expectoration, pas de matité à la poitrine, mais dans le sommet du poumon droit le bruit respiratoire est très-faible. Un nouveau traitement est suivi bien exactement pendant vingt et un jours, et madame retourne en Poitou après avoir repris une fraîcheur et un embonpoint remarquables. Il faut la plus grande attention pour retrouver une différence dans le jeu de la respiration, différence qui existe peut-être encore à droite.

PHTHISIE AU PREMIER ET AU SECOND DEGRÉ; AMÉLIORATON TRÈS-NOTABLE MALGRÉ DEUX SAISONS INCOMPLÉTEMENT SUIVIES. (Docteur GUÉRINEAU.)

OBS. III. — Madame la vicomtesse de I... est âgée de 38 ans, bien réglée, brune et d'une bonne constitution lymphatico-nerveuse. Deux de ses parents du côté paternel sont morts de la phthisie; elle tousse depuis quatre ans, à la suite d'une grippe dont elle ne put jamais se débarrasser entièrement, et pour laquelle elle a suivi le traitement thermal dans les Pyrénées pendant trois années consécutives sans aucune amélioration.

A son arrivée au mont Dore, 5 août 1858, nous constatons :

1° Toux sèche extrêmement fréquente et fatigante pour tout le monde, augmentant par l'action de passer d'un appartement dans un autre, mais nulle la nuit;

2° Expectoration, seulement le matin, de petites mucosités concrètes sphéroïdales ou inégales;

3° Bon état des voies digestives, constipation habituelle;

4° Au sommet du poumon droit, la respiration est rude, râpeuse, tuboïde, entrecoupée, et s'accompagne de craquements humides; toute la fosse sus-épineuse est mate à la percussion, avec grand retentissement de la voix et de la toux; râle sous-crépitant humide aux deux temps de la respiration.

Rien de particulier dans les autres fonctions. Cette dame, entraînée par le plaisir des excursions à cheval dans la montagne, ne suit le traitement que d'une manière incomplète et quitte les eaux sans soulagement notable; cependant, six semaines après, elle tousse moins, crache peu et reprend de l'embonpoint. L'hiver se passe sans rhume; et satisfaite de ce premier résultat, elle retourne l'année suivante au mont Dore (1859), où elle arrive le 15 juillet.

L'état local est à peu près le même que celui constaté l'année dernière; la malade a repris de l'embonpoint, et la toux a perdu beaucoup de sa fréquence et de son intensité; l'expectoration est la même.

Après quinze jours de traitement, madame la vicomtesse de I... est rappelée précipitamment chez elle pour des besoins de famille. La toux a encore diminué, ainsi que l'expectoration qui est presque nulle, et dans la fosse sus-épineuse, l'oreille constate le râle crépitant fin dit de retour qui ne s'était pas produit durant la première saison.

PHTHISIE AU PREMIER ET AU SECOND DEGRÉ; MODIFICATION TRÈS-AVANTAGEUSE APRÈS UNE SEULE SAISON.

Obs. IV. — Mademoiselle O..., âgée de 25 ans, a perdu sa mère à 39 ans et sa sœur à 19 ans, toutes les deux de la phthisie. Réglée à 17 ans, mais peu régulièrement, mademoiselle O..., qui est blonde, a toujours été pâle et lymphatique; elle tousse depuis novembre 1857, et en janvier 1858 elle a eu une hémoptysie qui a duré huit jours. Depuis cette époque elle a toujours été souffrante; les règles viennent régulièrement, mais très-peu; il y a toux sèche, oppression surtout en marchant. Elle arrive au mont Dore le 29 juin 1859, présentant à l'auscultation les symptômes suivants :

Pas de matité appréciable, craquements secs dans la fosse sus-épineuse droite et sous la clavicule du même côté; bruit inspiratoire, rude, tuboïque et sec, non moelleux, comme on le rencontre du côté opposé; expiration prolongée, saccadée; toux sèche très-fatigante; fonctions digestives languissantes; constipation et amaigrissement.

Au dixième jour du traitement, les craquements secs s'accompagnent de quelques bulles de râle crépitant, et à la toux sèche, le matin, a succédé une toux un peu plus humide; il y a un peu d'expectoration blanche. Au dix-huitième jour, il n'y a plus de râle humide, mais encore quelques craquements secs et la respiration plus vésiculaire; l'appétit et le sommeil sont revenus, ainsi que les règles. J'ai eu des nouvelles de cette malade cette année 1860; la santé n'a pas été dérangée depuis le départ des eaux, mais il y a toujours un peu de toux le matin.

TUBERCULES AU PREMIER DEGRÉ; PHARYNGITE GRANULEUSE; UNE SAISON A EMS SANS RÉSULTAT POUR LES DEUX AFFECTIONS; GUÉRISON DE LA PREMIÈRE PAR LES EAUX DU MONT DORE. (Docteur OULMONT.)

Obs. V. — Madame U..., âgée de 35 ans, constitution délicate, lymphatico-nerveuse. Mère morte à 60 ans phthisique; deux sœurs, dont une à poitrine délicate; bien réglée jusqu'à il y a trois ans. Depuis ce moment, irrégularité en quantité, et pour le retour des périodes, le sang est devenu moins rouge, violacé pâle en petits caillots; cinq enfants; grossesses mauvaises; le dernier accouchement a eu des suites qui ont duré cinq mois.

Depuis trois ans, phénomènes inflammatoires du côté du larynx et du pharynx; raucité de la voix, avec sécheresse de la gorge augmentant surtout depuis neuf mois et par l'action de parler; voix voilée le matin et surtout le soir; toux quelquefois sèche, quelquefois accompagnée de mucosités striées de sang. Depuis quelques mois, sueurs nocturnes peu abondantes, quelquefois diarrhée légère, perte d'appétit, amaigrissement.

L'inspection du pharynx présente çà et là quelques granulations agglomérées par places et recouvertes de mucosités verdâtres et concrètes, avec sensation d'un obstacle à l'arrière-gorge. Diminution de sonorité sous la clavicule droite, avec faiblesse du bruit respiratoire; craquements secs pendant et immédiatement après la toux. Rien d'anormal dans les autres parties de la poitrine. Cœur normal; léger bruit de souffle dans les vaisseaux carotidiens. Tels sont les symptômes que nous avons constatés le 29 juin 1860, tandis que M. le docteur Oulmont avait inscrit sur une première feuille de diagnostic, le 24 mars 1859 : « Tubercules possibles. »

Madame U... a parfaitement supporté le traitement thermal du mont Dore; la raucité de la voix a disparu, et le bruit anormal subclaviculaire a cessé; l'appétit et les forces sont revenues, mais la pharyngite granuleuse n'a pas été sensiblement modifiée.

Première classe. — Deuxième partie.

Premier genre : genre masculin.

TUBERCULES AU PREMIER ET AU DEUXIÈME DEGRÉ. VOMIQUE. AMÉLIORATION PAR UNE PREMIÈRE SAISON, AMÉLIORATION ENCORE PLUS GRANDE APRÈS UNE SECONDE SAISON.

Obs. VI. — B..., 35 ans, barbe brune très-abondante, grande taille bien proportionnée, vaste poitrine, constitution lymphatico-nerveuse; le père est mort âgé, mais toute sa vie il a eu la poitrine *grasse*. La mère a succombé à l'âge de 49 ans à une maladie de poitrine de longue durée. Il y a un frère et une sœur; le premier est très-souvent malade par suite d'hémoptysie.

Depuis deux ans et demi, M. B... tousse et expectore une très-petite quantité d'humeur le matin sous forme de petits grumeaux opaques grisâtres ou jaunâtres.

En novembre 1858, première hémoptysie suivie de fièvre pour laquelle 30 sangsues sont appliquées au siége et qui dure huit jours.

Deuxième hémoptysie en avril. Troisième hémoptysie au commencement de juin. La saignée, les sangsues, les vésicatoires et les astringents furent successivement mis en usage.

Le 20 juillet M. B... arrive au mont Dore d'après nos indications et malgré l'avis de ses médecins ordinaires.

La physionomie est pâle, amaigrie, la toux sèche dans la journée, mais accompagnée tous les matins d'une expectoration abondante de matières demi-transparentes, collantes et quelquefois opaques, d'un gris verre de bouteille. Dyspnée surtout pour monter l'escalier.

A la partie supérieure des deux omoplates on perçoit de nombreuses bulles de râles sous-crépitant, et qui paraissent distantes les unes des autres; elles sont beaucoup plus nombreuses à gauche qu'à droite, et le son est obscur dans toutes ces régions. Sous le tiers moyen de la clavicule droite on perçoit le même râle, mais nulle part il n'y a de la bronchophonie; le sommeil et l'appétit sont bien conservés, le malade n'a pas eu de fièvre depuis sa dernière hémoptysie.

Le traitement thermal augmente les premiers jours l'expectoration et la rend plus facile; la toux n'est plus aussi fatigante, l'appétit est bien développé. Une éruption papuleuse se développe sur le tronc et sur une partie des membres.

Le douzième jour du traitement et le lendemain soir vers quatre heures, à la suite d'une longue promenade sur un cheval vigoureux et capricieux, M. B..., en traversant la place du Mont-Dore, est pris d'une expectoration excessive d'un liquide si abondant qu'il croit à une nouvelle hémoptysie; il imbibe instantanément un grand mouchoir de poche d'un liquide puriforme, grisâtre et fétide, qu'il évalue à *plus d'un verre*. Cette évacuation fut suivie d'un grand soulagement et de la disparition de la dyspnée; le malade put se coucher sur un plan horizontal, ce qui lui était impossible auparavant.

Quelles que soient les investigations auxquelles nous nous soyons livrés, nous n'avons jamais pu retrouver, soit par l'auscultation, soit par la percussion, le point du poumon d'où est partie cette vomique.

L'expectoration continua pendant quelques jours le même caractère, mais toujours en diminuant, et une semaine plus tard, M. B... partait conservant encore de la toux le matin et quelquefois le soir, l'expectoration presque nulle.

Les sommets des poumons respiraient d'une manière plus douce et plus moelleuse, mais des traces de bulles existaient encore en arrière à gauche et en haut, ainsi que sous la clavicule droite. Ce malade ayant voyagé par la chaleur dans des chemins vicinaux et au milieu de tourbillons de poussière, m'écrivait douze jours après avoir quitté les eaux que la toux était redevenue sèche et encore fatigante.

Néanmoins le reste de l'année se passe très-bien, les mauvais mois de novembre et décembre, toujours si redoutés de la part du malade, ne sont l'occasion pour la première fois d'aucun accident.

Une seule petite hémoptysie eut lieu au mois de février, et M. C... fort satisfait de sa première saison, retourne au mont Dore le 19 juillet 1860.

L'état général paraît très-bon et ne peut se comparer à ce qu'il était l'année dernière. Le poumon droit est le siége de râle sous-crépitant à la base et en arrière sans matité prononcée ni bronchophonie. Sous la clavicule droite, on perçoit quelques bruits de craquements humides, et la respiration est légèrement saccadée. La toux rare, l'expectoration peu abondante.

Cette nouvelle saison amène encore un amendement dans tous les symptômes, et au départ qui eut lieu le 6 août, il n'y avait plus de dyspnée, un peu d'expectoration seulement le matin, très-peu de toux, appétit et sommeil excellents. A la base du poumon droit le râle sous-crépitant a presque disparu, et sous la clavicule droite la respiration est devenue moins entrecoupée et plus moelleuse, il n'y a plus de craquements.

TUBERCULES AU PREMIER ET AU DEUXIÈME DEGRÉ. GUÉRISON.

Obs. VII. — M. C... est un beau et grand jeune homme, brun châtain, âgé de 22 ans, dont la croissance s'est faite très-vite ; son grand-père, âgé de 70 ans, porte une caverne au sommet du poumon droit, constatée par feu le professeur Chomel, et il n'a conservé son existence qu'à force de précautions de toute espèce et en fuyant au loin les hivers rigoureux. M. C... a presque toujours toussé, et a souvent gardé la chambre pour des rhumes pendant ses études au lycée. Au printemps de 1858, il contracte un rhume plus opiniâtre, et pour lequel nous l'engageons à se rendre aux eaux du mont Dore ; il y arrive au commencement d'août 1859 dans l'état suivant.

La santé générale est bonne ; tous les matins il y a de la toux suivie d'expectoration plus ou moins abondante, le reste de la journée se passe très-bien, il y a un peu de dyspnée pour monter un escalier. La fosse sus-épineuse gauche est seulement le siége, 1° d'un peu de matité ; 2° de râle de craquement sec mêlé d'abondants craquements humides, d'expiration prolongée et de bronchophonie. Sous la clavicule gauche correspondante, il n'y a pas de râle ni matité, mais respiration rude, râpeuse, respiration tuboïde.

A la fin du traitement thermal, le bruit respiratoire est devenu vésiculaire sous la clavicule gauche, et la fosse sus-épineuse s'est remplie de râle sous-crépitant humide sans bronchophonie marquée. Il y avait moins de toux et peu d'expectoration.

Je viens de recevoir des nouvelles de ce malade (septembre 1860). M. C... n'a pas gardé la chambre un seul jour depuis son départ, c'est-à-dire depuis plus d'un an, et il se trouve si bien qu'il n'a pas jugé à propos de revenir aux eaux.

Phthisie au premier degré ; développement du râle crépitant. excellent résultat. (Docteur Godefroy.)

Obs. VIII. — M. D..., 45 ans, lymphatico-sanguin, maître de forges, toux depuis douze ans, hémoptysie il y a deux ans, dyspnée ; plusieurs autres hémoptysies dont la dernière il y a trois semaines. Sœur morte à 40 ans d'extinction de voix.

M. D... arrive au mont Dore en juillet 1859, d'après le conseil de M. le docteur Godefroy Martin. La percussion de la poitrine ne donne que des signes négatifs, mais le bruit respiratoire est faible partout. Dans la fosse sus-épineuse droite l'on entend des craquements secs mêlés de rares craquements bulleux humides, avec une respiration un peu entrecoupée et faible; la toux est quinteuse, fréquente, la marche pénible, l'appétit peu développé.

Dès le huitième jour du traitement, l'appétit et les forces se développent, la toux est moins fatigante. Cette amélioration continue de jour en jour, et au dix-huitième jour il n'y avait presque plus de toux; mais chose très-remarquable, les deux sommets du poumon en avant comme en arrière sont le siége de râle crépitant humide à plus grosses bulles du côté droit en arrière. Ce malade quitte les eaux dans d'excellentes conditions.

Phthisie au premier degré ; complication primitive d'une affection du cœur dont il ne reste plus de traces ; apparition du râle de retour ; bon résultat. (Docteurs Bouillaud et Bouchut.)

Obs. IX. — M. F..., 17 ans, lymphatique, cheveux bruns, mère morte de la poitrine. Ce jeune homme a passé une année à la chambre par suite de pneumonie, de pleurésie et de bronchite compliquée de maladie du cœur ; il porte sous la clavicule droite les traces de plusieurs cautères potassiques et un vésicatoire permanent au bras. MM. les docteurs Bouillaud et Bouchut ont constaté ensemble cet hiver la présence d'un « engorgement du sommet droit sous la clavicule avec expiration prolongée, bronchophonie et craquement. »

M. F... est très-amaigri, conserve un peu de dyspnée lorsqu'il marche vite, mais ne tousse plus depuis six semaines. Toutes ses fonctions se font bien. Le pouls est régulier, un peu faible, sans fièvre. Nous découvrons sans peine dans la région signalée ci-dessus : 1° expiration rude prolongée sous la clavicule droite; même état dans la fosse sus-épineuse avec retentissement de la voix et surtout de la toux ; 2° râles de craquement seulement au sommet de l'aisselle correspondante, respiration un peu puérile du côté gauche.

Au douzième jour du traitement, toute la fosse sus-épineuse est envahie par du râle crépitant humide à petites bulles; il y a très-peu de toux le matin et très-rarement des traces d'expectoration. L'appétit, le sommeil ne laissent rien à désirer; le vésicatoire du bras sèche spontanément. Le malade part, après vingt jours, dans un état très-satisfaisant.

Deuxième classe. — Première partie.

PHTHISIE ACQUISE.

Premier genre : hommes.

TUBERCULE AU PREMIER ET AU DEUXIÈME DEGRÉ, HUIT A DIX HÉMOPTYSIES; AMÉLIORATION REMARQUABLE DÈS LA PREMIÈRE SAISON; AMÉLIORATION QUI SE CONTINUE LA DEUXIÈME ET GUÉRISON LA TROISIÈME ANNÉE. (Docteur GUÉRINEAU.)

OBS. X. — M. G..., 35 ans, lymphatico-nerveux, brun, vifs chagrins par suite de la perte d'une femme morte de la phthisie. M. A... est malade depuis cette époque, c'est-à-dire décembre 1857; il tousse, crache, et maigrit, tandis qu'autrefois il jouissait d'une bonne santé: il croit avoir contracté la maladie dont il est atteint en soignant sa femme et en restant presque toujours auprès d'elle. Il a eu plusieurs fortes hémoptysies, sept à huit, la dernière le 8 août 1858, époque à laquelle M. le docteur Guérineau lui avait déjà donné le conseil de se rendre aux eaux du mont Dore. Il y arriva le 10 août 1858 dans l'état suivant :

Amaigrissement, pâleur, pouls faible, sans fièvre; toux opiniâtre, fréquente, très-fatigante, inappétence, insomnie à cause de la toux; dyspnée. La dernière hémoptysie a été combattue par une saignée et des sangues au siége. Les crachats sont granuleux, opaques, surtout le matin.

Tout le sommet gauche du poumon est mat en avant et en arrière dans l'étendue de trois à quatre travers de doigt avec râle humide en avant, caverneux en arrière et sous-crépitant un peu plus bas; la toux et la voix retentissent. Du côté droit, la respiration est puérile; douleurs vagues, tantôt du côté du cœur, plus souvent vers l'épaule gauche.

Dès le second jour du traitement, un neuvième crachement de sang se déclare et force de suspendre le traitement pendant trois jours. Après ce laps de temps, les demi-bains, le vaporarium, les pédiluves et l'eau en boisson, tout est repris et continué pendant dix-huit jours sans interruption.

Au départ, le malade éprouve une remarquable amélioration.

Il mange mieux, a repris de l'embonpoint, tousse moins, crache peu. Par une circonstance indépendante de ma volonté, je ne pus explorer le malade. Trois mois après le départ des eaux, M. G... m'annonce qu'il a toussé encore pendant deux mois après son départ, mais toujours de moins en moins, que du reste il se trouve très-bien. L'hiver se passe sans nouveaux rhumes ni hémoptysie, mais il y a toujours un peu de toux. Or voici dans quel état se présente M. G... à notre observation le 4 juillet 1859 (deuxième année) :

L'état d'embonpoint du sujet est tel que la percussion ne donne que des signes négatifs. Depuis l'année dernière, M. G... a toujours conservé un peu de toux, mais sans expectoration; depuis sept à huit mois il éprouve aussi des douleurs dans le côté gauche de la poitrine en avant et vers l'épaule et toujours un peu d'oppression. La respiration est bonne dans tout le côté droit, mais dans le sommet gauche elle est rude, tuboïde : les deux temps d'inspiration et d'expiration ont augmenté d'intensité et de durée, et par les efforts de la toux il y a des craquements humides isolés. Ces phénomènes, moins prononcés dans la région de l'aisselle correspondante, augmentent spécialement dans les environs de la fosse sus-épineuse, où ils présentent leur minimum d'intensité; là aussi il y a de la bronchophonie.

Le neuvième jour du traitement, la respiration du sommet gauche est moins rude et accompagnée de bouffées de râle crépitant et sous-crépitant très-remarquables; il y a peu de toux et point de crachats; moins de dyspnée et bon appétit.

Le 20 juillet, les râles ont disparu, la respiration s'entend bien partout : mais à gauche, dans le sommet, le bruit respiratoire n'est ni moelleux ni régulier, il est comme saccadé, et par les efforts de toux on entend de rares craquements humides; il n'y a plus ni toux ni expectoration et très-peu de dyspnée.

L'hiver se passe très-bien, pas une hémoptysie, pas un rhume. Le docteur Guérineau ne peut croire à une semblable transformation. M. G... est si bien qu'il reprend ses travaux de grande culture; il retourne au mont Dore pour la troisième fois le 8 juillet 1860.

L'état général ne laisse rien à désirer; l'embonpoint, la fraîcheur, l'animation des traits rendent M. G... méconnaissable; il a engraissé en effet de 15 kilogrammes et ne conserve plus qu'un peu de dyspnée. Peu ou point de toux et seulement le matin. A l'auscultation, on ne constate plus qu'un peu de faiblesse et un défaut d'expansion pulmonaire dans le sommet gauche primitivement malade.

Cette troisième saison a pour but de développer encore l'appétit, de rappeler un peu de râle crépitant dès le huitième jour du traitement; mais au dix-septième jour, il était impossible de constater, soit du râle.

soit un craquement, mais seulement un peu de faiblesse dans le bruit d'expansion pulmonaire.

Tubercules au premier degré parfaitement caractérisés; guérison radicale après trois saisons au mont Dore. (Docteurs Mélier, Meynard de Bechillon.)

Obs. XI. — M. H..., âgé de 35 ans, est blond châtain, lymphatico-nerveux et exposé par sa profession à des alternatives de chaud et de froid. Il y a deux ans (1856), le corps étant en sueur, M. H... éprouva un refroidissement à la suite duquel il fut pris d'une bronchite qui persiste encore. Pendant ces deux années, il reçut les soins de MM. les docteurs de Bechillon, Guérineau, Meynard, et plus tard il se rendit à Paris consulter M. le docteur Mêlier, notre inspecteur général. Tous ces médecins furent d'accord sur la nature de la maladie, et conseillèrent à ce malade les eaux du mont Dore. Voici dans quel état il se présente à notre observation en juillet 1858:

La santé générale est affaiblie, la toux sèche, peu fréquente et non fatigante; mais ce qui préoccupe le plus le malade, c'est la dypnée : il lui est impossible de courir.

Le sommet droit du poumon est mat dans toute la fosse sus-épineuse, et le siége de craquements humides avec bronchophonie très-prononcée et respiration rude, prolongée; ces symptômes sont très-peu marqués en avant. La respiration est un peu exagérée dans le poumon gauche. Plusieurs exutoires ont été appliqués sur le point malade, et le malade, qui avait cherché à nous faire prendre le change dans notre diagnostic, paraît satisfait que nos observations concordent avec celles des médecins ci-dessus désignés. A la fin du traitement thermal, l'étouffement avait beaucoup diminué, et le malade avait pris de la fraîcheur et de l'embonpoint; un râle crépitant fin couvre les bruits respiratoires du côté malade et masque complétement les bruits morbides.

L'hiver se passe sans accidents; le malade reprend le cours de ses opérations très-pénibles; il boit les eaux transportées et revient les boire à la source en 1859.

Embonpoint et fraîcheur remarquables, plus de toux ni d'oppression. Dans la fosse sus-épineuse droite on entend encore du râle humide par petites places et seulement en faisant tousser fortement le malade; absence complète de matité et de bronchophonie.

M. H... revient en juillet 1860 faire sa troisième année de traitement thermal. Il nous raconte que depuis son départ des eaux il y a un an sa santé a été parfaite. En effet, il y a de l'embonpoint, une fraîcheur particulière des traits et une expression de satisfaction générale. Le sommet malade offre encore peut-être un peu d'obscurité dans le bruit respiratoire, mais sans aucune espèce de bruit de craquements. Mais phénomène remarquable, dès le dixième jour de ce nouveau traitement apparaissent encore dans la fosse sus-épineuse quelques bulles de râle crépitant fin qui disparaissait totalement au départ du malade. Il n'y a plus ni toux ni dyspnée, et les deux sommets respirent également bien; la guérison est complète.

Aujourd'hui, 1er décembre 1860, la santé de M. H... est irréprochable sous tous les rapports.

Il est impossible de ne pas reconnaître l'action médicatrice de l'eau thermale dans ces deux faits que nous pouvons pour ainsi dire appeler complets tant sous le rapport du diagnostic que du traitement poursuivi pendant trois années consécutives et amenant une guérison radicale. N'y aurait-il dans tout ce mémoire que ces deux faits, que nous les croyons de nature à montrer la puissance thérapeutique thermo-minérale en face d'un état morbide naguère encore si redouté et aujourd'hui susceptible de recevoir un autre traitement comme toutes les autres maladies. S'il y a eu des tubercules, et des hommes impartiaux et compétents l'affirment, que sont-ils devenus? Que les adversaires de l'absorption produisent leurs arguments; pendant ce temps-là, continuons à enregistrer les faits.

Phthisie au premier et au deuxième degré; laryngite chronique; amélioration par deux saisons successives. (Docteur Horteloup.)

Obs. XII. — M. K...., marin, âgé de 24 ans, d'un tempérament lymphatico-nerveux, est obligé de quitter sa profession après cinq ans de l'exercice d'un commandement à bord, par suite d'une extinction de voix. M. le docteur Horteloup, appelé à donner des soins au malade, constate la phthisie au premier degré et conseille le mont Dore.

Le malade y arrive au mois de juillet 1859. M. K.... est pâle, étiolé et a la voix très-rauque, très-affaiblie; il tousse et crache seulement le matin et a quelquefois le soir des frissons; il n'a pas eu d'hémoptysie. Les sommets des poumons respirent très-mal, le bruit vésiculaire est remplacé par un bruit rude, rapeux, tuboïde. Le maximum de ces accidents se fait sentir dans la fosse sus-épineuse gauche où l'on perçoit du râle humide sans matité bien prononcée et sans bronchophonie. Il y a des douleurs vagues dans le dos, aux épaules et sous la clavicule gauche ainsi que des sueurs partielles le matin au réveil. Le traitement est parfaitement supporté et développe l'appétit qui était très-peu régulier. Après dix-huit jours de séjour nous constatons que la voix est plus claire, moins voilée et la respiration a perdu ce caractère de rudesse qui existait à l'arrivée. La fosse sus-épineuse gauche est le siége d'un râle sous-crépitant humide abondant, la toux et l'expectoration ont beaucoup diminué et le malade part très-satisfait de son traitement.

L'hiver se passe très-bien, mais au commencement du mois de mars, M. K.... est repris d'un rhume qui persiste encore à son second voyage au mont Dore qui a lieu le 3 août 1860.

La voix est beaucoup plus forte que l'année dernière, la santé générale est meilleure, il y a un peu de toux, un peu d'expectoration, mais le malade n'est pas essoufflé en marchant. La fosse sus-épineuse du côté gauche est le siége d'un râle humide presque cavernuleux avec bronchophonie, il n'y a pas de fièvre le soir, ni sueurs pendant la nuit.

Après quelques jours de traitement survient de la diarrhée qui dure trois jours, ce qui force à diminuer la quantité d'eau bue, mais la dose bientôt portée jusqu'à trois verres est parfaitement tolérée. Le râle cavernuleux est couvert par le râle sous crépitant à petites bulles, l'expectoration est moins abondante, les crachats plus clairs et la voix moins voilée. Ce malade quitte le mont Dore dans un état très-satisfaisant, mais non guéri, le râle sous-crépitant occupe tout le sommet du poumon gauche. Nous n''avons pas reçu des nouvelles de ce malade (3 décembre 1860.)

Nous notons ici un amendement dans tous les symptômes par suite d'une première saison, mais le malade n'ayant pu se soumettre à toutes les règles hygiéniques que nous lui avions tracées, a été repris en mars d'un nouveau rhume qui a aggravé l'état local. La seconde saison a paru produire un nouvel amendement, mais il faut savoir maintenant comment ce malade va passer la saison froide.

Tubercules au premier et au deuxième degré, extinction de voix rebelle, amélioration considérable par une première saison (Docteurs P. Laroche et Gendrin.)

Voici un fait qui se rapproche beaucoup du précédent sous le double rapport des troubles fonctionnels et matériels ainsi que sous celui des effets du traitement.

Obs. XIII. — M. L..., négociant âgé de 44 ans, d'un tempérament lymphatico-sanguin contracte en novembre 1859 une pleuro-pneumonie à la suite de laquelle sa santé ne s'est jamais rétablie. A la toux a succédé une faiblesse de la voix telle que parfois celle-ci cesse complétement. Sur les avis de MM. les docteurs P. Laroche et Gendrin, ce malade se rend aux eaux en juillet 1860.

La physionomie est pâle et amaigrie, peu d'appétit, langue saburrale, voix à demi voilée, douleur légère au larynx augmentant par la pression (plusieurs cautères volants ont été appliqués dans cette région), douleur dans le dos, lassitude habituelle, toux rauque, grasse le matin, expectoration abondante, muqueuse, mêlée de petits crachats opaques, d'un jaune verdâtre, oppression en marchant.

Les sommets des poumons sont le siége de râle sous-crépitant humide à bulles isolées, plus prononcé à droite qu'à gauche; le maximum d'intensité de ce bruit est dans la fosse sus-épineuse droite où l'expiration est plus prolongée, mais sans bronchophonie, sans matité appréciable; il n'y a pas de fièvre.

Le septième jour du traitement les râles sont encore beaucoup plus abondants, l'expectoration facile et les crachats moins opaques, l'appétit et le sommeil excellents.

Le dix-septième jour les râles du côté gauche ont disparu, on n'en retrouve plus que dans la fosse sus-épineuse droite, la santé générale est meilleure, le teint plus animé, la dyspnée presque nulle, la voix presque naturelle la plus grande partie de la journée.

Que va devenir maintenant ce malade pendant l'hiver? On conçoit toute l'importance de l'habitation dans un climat tempéré pour conserver cette amélioration; malheureusement il y a ici des impossibilités comme dans la précédente observation.

Tubercules au premier et au deuxième degré; cas grave; accidents arrêtés par une première saison. Beau succès de la médication thermale. (Docteur Doucet.)

Obs. XIV. — M. M..., 33 ans, lymphatico-nerveux et sanguin, blond-châtain clair, œsophagisme pendant trois ans, ayant beaucoup diminué sans disparaître complétement sous l'influence de l'introduction de l'éponge. Alternatives de chaud et de froid auxquelles le malade n'était pas habitué dès le mois de novembre 1859, et qui donnent naissance à un *rhume*. Cette affection va toujours en augmentant, et force le malade à s'aliter pendant les mois de février et mars.

Plusieurs hémoptysies peu abondantes, toux, expectoration abondante de crachats puriformes, fièvre précédée de frissons tous les soirs, sueurs nocturnes thoraciques abondantes, dyspnée, insomnie, perte d'appétit, amaigrissement rapide. Ce malade, qui a reçu les soins de M. le docteur Doucet, arrive au mont Dore dans l'état suivant et dans de mauvaises dispositions d'esprit, relativement à l'efficacité de ces eaux. Aux symptômes énoncés, il faut ajouter : râle sous-crépitant humide sous les deux clavicules, dans l'étendue de deux travers de doigt à droite avec expiration prolongée. Dans la fosse sus-épineuse de ce côté le râle est à petites et à grosses bulles, l'expiration prolongée, la voix et la toux retentissantes, avec diminution de son appréciable en comparant avec le côté opposé; il y a encore des frissons le soir, qui se prolongent pendant cinq jours, puis des sueurs noctures et de l'inappétence.

Le traitement est parfaitement supporté, les frissons cessent, la toux diminue, le sommeil et surtout l'appétit reviennent comme par enchantement, et lorsque le malade quitte l'Auvergne dix-neuf jours après son arrivée, il n'a plus ni fièvre ni dyspnée, bien moins de toux et d'expectoration, pas de sueurs et grand appétit. Les râles sous la clavicule gauche se sont effacés, mais ils persistent sous la clavicule droite dans une petite étendue, la voix et la toux retentissent en arrière, au sommet où l'on entend des craquements humides.

Depuis son départ des eaux jusqu'au commencement de décembre 1860, la santé de M. M... a continué à s'améliorer, de sorte qu'il n'a pas eu besoin de consulter un médecin, et M. M... se trouve si bien qu'il ne met pas à exécution la promesse qu'il nous avait faite de passer l'hiver dans le midi de la France.

Tubercules au premier degré; amendement très-notable dans les symptômes locaux et généraux. (Docteur Orillard.)

Obs. XV. — M. N..., 25 ans, tempérament sanguin, bonne constitution apparente, mais faiblesse générale, toux permanente depuis sept ou huit ans; coryza fréquent; prédisposition catarrhale très-grande.

M. N... arrive au mont Dore au mois de juillet 1860 d'après les conseils de M. le docteur Orillard, et vivement excité par les instances de M. G..., observation n° 10.

Les signes de la phthisie au premier degré se trouvent caractérisés par : 1° matité sous le tiers moyen de la clavicule droite; 2° expiration râpeuse tuboïde et prolongée; 3° voix et toux retentissante dans la fosse sus-épineuse du même côté; 4° bruits de craquements secs à l'inspiration, et quelquefois à l'expiration; 5° dyspnée, toux, expectoration peu abondante et seulement le matin.

Après vingt jours d'un traitement suivi sans interruption, le malade retourne chez lui dans d'excellentes conditions. Le sommet droit du poumon malade est le siége d'un râle crépitant fin abondant, la toux a diminué ainsi que l'expectoration, et le malade peut faire de longues courses à pied ou à cheval sans être fatigué.

Symptômes graves de phthisie au premier et au deuxième degré ; amélioration sur place pendant une première saison ; résultat consécutif incertain. (Docteur de Massé.)

Cette observation offre beaucoup de ressemblance avec la précédente : les deux malades habitent la campagne, ils ont la même constitution et ont éprouvé les mêmes accidents.

Obs. XVI. — M. de P..., 48 ans, constitution sanguine, grippe il y a eu dix ans. Depuis cette époque, rhume perpétuel, trois hémoptysies peu abondantes, la dernière il y a dix mois. Dyspnée, toux, expectoration petite le matin, voix voilée parfois, affaiblissement par suite de l'amaigrissement qui semble faire chaque jour de nouveaux progrès. Ce malade a reçu les soins de M. le docteur de Massé, qui l'a considéré comme phthisique. Il arrive au mont Dore présentant à l'auscultation les symptômes qui suivent :

Matité sous le tiers moyen de la clavicule droite s'étendant un peu au-dessous d'un travers de doigt, râle caverneux, bronchophonie. Mêmes symptômes très-accentués dans la fosse sus-épineuse correspondante. Respiration puérile dans le poumon gauche, pas d'appétit. On se ferait difficilement une idée du changement opéré sur place par les eaux thermales. Retour des forces et de l'appétit, embonpoint, disparition du râle cavernuleux qui est remplacé par la respiration tuboïde, surtout dans la fosse sus-épineuse droite, où l'on constate très-peu de bronchophonie, la toux et l'expectoration sont presque nulles.

Le malade boit les eaux transportées à la fin de novembre, mais d'après les renseignements qui me sont transmis, il paraîtrait qu'il y aurait encore de la dyspnée et de la toux aussitôt que le temps devient humide et froid.

Tubercules au premier degré ; amélioration pendant une saison passée aux eaux. (Docteur Tessier, de Lyon.)

Obs. XVII. — M. R..., 33 ans, lymphatico-nerveux, brun ; toux depuis deux ans, légère expectoration le matin, dyspnée en marchant un peu vite, pesanteur dans les membres. Sur l'avis du docteur Tessier (de Lyon) qui reconnaît une phthisie au premier degré, M. R... arrive au mont Dore en juillet 1860, ne présentant pour toute lésion appréciable dans les organes respiratoires :

1° Qu'une matité de toute la région de la fosse sus-épineuse droite avec bronchophonie intense ; bruit respiratoire, râpeux, tuboïde, craquements secs augmentant par la toux ;

2° Sous la clavicule correspondante pas de matité, mais craquements secs, expiration non vésiculaire, rude, prolongée et entrecoupée ;

3° Pâleur générale, amaigrissement, moral très-affecté.

Dès le douzième jour du traitement, le sommet du poumon malade est entouré de râle crépitant fin qui diminue les jours suivants, et n'existe pour ainsi dire plus le vingt et unième jour. L'appétit, les forces, la respiration, tout est meilleur, et le visage n'est plus pâle; il y a encore des craquements humides dans la fosse sus-épineuse, mais très-peu de bronchophonie. Pas de nouvelles de ce malade.

Tubercules au premier degré; amélioration par une première saison.
(Docteurs Leclerc et Leveillé.)

Obs. XVIII. — M. S..., 35 ans, tempérament sanguin, bonne santé apparente, profession de meunier ayant autrefois piqué des meules ; toux permanente depuis dix-sept mois à la suite de chaud et de froid. Fièvre d'accès le soir, irrégulière et résistant au sulfate de quinine. MM. les docteurs Leclerc et Leveillé considèrent ce malade comme atteint de phthisie, et après diverses médications bien suivies, mais sans résultat, dirigent leur malade sur les eaux du mont Dore où il arrive au commencement du mois d'août 1860.

Santé générale en apparence bonne. Craquements secs sous la clavicule droite et sous l'aisselle, craquements humides dans la fosse sus-épineuse, expiration entrecoupée prolongée, renforcement de la voix et de la toux dans les mêmes régions, matité peu appréciable, peut-être aussi à cause du développement des muscles. Râle de catarrhe humide dans le lobe inférieur du poumon droit; quelques râles dans le poumon gauche en arrière. Dyspnée, toux, expectoration muqueuse et opaque le matin, sueurs partielles et nocturnes, frissons le soir tous les sept ou huit jours.

Le frisson est revenu le cinquième jour du traitement pour ne plus reparaître, l'appétit et le sommeil sont revenus, la toux et l'expectoration ont beaucoup diminué ; des râles crépitants assez abondants masquent les autres bruits respiratoires.

En novembre 1860, j'ai su par voie indirecte que la santé de M. S... était satisfaisante, mais qu'il y avait toujours de la toux et un peu d'expectoration le matin. Ce malade forme le vœu de revenir au mont Dore l'année prochaine.

Deuxième classe. — Première partie.

Deuxième genre : genre féminin.

PLEURÉSIE CHRONIQUE ; PROBABILITÉ DE TUBERCULES AU SOMMET GAUCHE ; GUÉRISON PROGRESSIVE DE TOUS LES ACCIDENTS.

Obs. XIX. — Madame Aa..., 33 ans, lymphatico-nerveuse, brune, faible constitution, mère de deux enfants qu'elle n'a pu nourrir ; le dernier est âgé de 7 ans. Madame Aa... est peu réglée, le sang est appauvri, surtout depuis deux ans, époque où il y a eu à gauche une pleurésie aiguë qui a toujours laissé une toux sèche et de la dyspnée.

A l'arrivée au mont Dore, 24 juillet 1858, nous constatons une faible diminution de son dans tout le côté gauche de la poitrine, siége de l'ancienne pleurésie, craquements sous-pleurétiques dans la région subclaviculaire et sous l'aisselle, craquements humides dans la fosse sus-épineuse sans bronchophonie, bruit de frottement très-fort au milieu de la verticale abaissée du creux de l'aisselle ; respiration puérile dans tout le côté droit ; dyspnée, toux sèche, fatigante, très-rarement suivie d'expectoration, inappétence, frissons le soir, sueurs nocturnes partielles, deux ou trois fois des stries de sang dans les crachats.

Les eaux coupées avec du lait furent mal supportées, elles passèrent mieux additionnées de sirop de gomme, et bientôt la malade put boire jusqu'à quatre verres et sans aucun mélange. Une amélioration très-notable eut lieu sur place, diminution de la dyspnée, cessation de la toux et de l'expectoration, disparition de la respiration puérile à droite et renforcement du bruit respiratoire à gauche, règles plus abondantes et plus rouges. Le bruit de frottement pleurétique a beaucoup diminué, il ne reste plus que quelques craquements secs au sommet du poumon gauche.

Les eaux transportées sont bues au mois de novembre ; l'hiver se passe très-bien, et le 15 septembre 1860, madame Aa... se porte très-bien.

TUBERCULES AU PREMIER DEGRÉ ; FORME ÉRÉTHIQUE ; CESSATION COMPLÈTE DES ACCIDENTS A LA SUITE D'UNE PREMIÈRE SAISON.

Obs. XX. — Mademoiselle Ee..., 22 ans, fille unique, très-nerveuse, réglée aux époques fixes, mais faiblement, sujette à s'enrhumer chaque hiver, présente en août 1858 une sonorité parfaite dans tous les points de la poitrine. Mais sous la clavicule droite, la respiration est saccadée, le murmure vésiculaire n'est pas pur, il n'y a pas d'expansion, et la toux développe des craquements secs qui sont encore plus nombreux dans la fosse sus-épineuse sans bronchophonie ; toux sèche, dyspnée en montant l'escalier. Le traitement thermal rend le sang plus riche, diminue l'oppression, mais ne fait pas cesser complétement le bruit de craquement.

L'hiver s'est bien passé sans rhume important, et aujourd'hui, août 1859, j'apprends par une parente que la toux sèche ne s'est pas reproduite et que la santé est très-bonne.

SIGNES DE BRONCHITE CATARRHALE SIBILANTE ET TUBERCULEUSE; AMENDEMENT DANS TOUS LES SYMPTÔMES. (Docteur LEPETIT.)

OBS. XXI. — Madame Ii...., 41 ans, lymphatique, bien réglée. Toux depuis deux ans, sèche d'abord, accompagnée depuis six mois d'expectoration abondante, arrive au mont Dore, d'après les indications de M. le docteur Lepetit, au mois d'août 1859.

Les signes de la tuberculisation, même au second degré, sont très-prononcés.

Matité subclaviculaire dans l'étendue de deux travers de doigt, râle humide à petites bulles, résonnance de la voix et de la toux; râle sous-crépitant humide à la base des poumons et sifflants. Dyspnée revenant par accès comme dans l'asthme, toux grasse, fréquente expectoration de mucosités aérées et semblables à une solution de gomme arabique.

L'association de l'asthme et des tubercules étant un fait rare, nous engage à classer cette observation dans la catégorie des affections tuberculeuses non confirmées, et nous oblige aussi à modifier le traitement thermal.

La toux, l'expectoration et l'oppression avaient considérablement diminué au départ de la malade, la bronchite sibilante et catarrhale avait disparu, mais les signes stéthoscopiques existaient toujours sous la clavicule comme au moment de l'arrivée.

La malade prit les eaux transportées à l'entrée de l'hiver suivant, et nous eûmes la bonne fortune de rencontrer cette dame à la fin de la saison froide ; elle nous dit qu'elle se portait très-bien, qu'elle ne toussait plus qu'à de longs intervalles et qu'elle crachait très-peu. Il ne nous a pas été donné de pouvoir l'ausculter.

TUBERCULES AU PREMIER DEGRÉ, ACCIDENTS DEPUIS DEUX ANS, HÉMOPTYSIE, BONS EFFETS DES EAUX-BONNES PRISES TRANSPORTÉES. DISPARITION DES ACCIDENTS PAR UNE SEULE SAISON AUX EAUX DU MONT DORE.

OBS. XXII. — Mademoiselle Oo..., 38 ans, tempérament sec, nerveux, cheveux noirs, petite stature, malade depuis deux ans par suite d'un rhume négligé, deux hémoptysies de quelques cuillerées de sang chacune depuis deux ans, la dernière fois il y a deux mois. Menstruation régulière, mais courte (deux jours au lieu de cinq à six jours). Amaigrissement, malgré le bon état des voies digestives, forte constipation.

Toux sèche, oppression, douleurs vagues dans tout le côté droit de la poitrine, dans le dos et plus souvent sous le sein, disparaissant et revenant sans cause. Mademoiselle Oo... a pris fort longtemps les *eaux-bonnes* transportées qui lui ont fait du bien, mais excitée par plusieurs de ses amies et ses médecins, elle se rend au mont Dore à la fin de juin dans l'état suivant :

Diminution de son dans l'étendue de quatre travers de doigt au-dessous de la clavicule droite, respiration rude râpeuse tuboïde, prolongée dans cette partie avec râles de craquements secs et quelques-uns humides, toux retentissante mais sans bronchophonie, respiration faible dans le bas. En arrière et à droite, même état.

Du côté gauche absence complète de matité, bruits respiratoires exagérés en étendue et en intensité.

Sous l'influence du traitement thermal, l'état local et général s'améliora d'une manière fort remarquable : appétit, sommeil, embonpoint, retour des forces, plus de dyspnée. La respiration est moelleuse partout, excepté en haut du poumon droit où la respiration est encore un peu rude, mais sans bruit de craquement; la matité a disparu ainsi que la toux et l'oppression, et la malade part fort satisfaite de sa saison.

Nous avons revu cette malade au commencement du mois de décembre. La santé ne s'était pas dérangée, il n'y avait ni toux ni oppression, plus de douleur costale. Le sommet du poumon droit respire très-bien, mais le bruit respiratoire n'est pas aussi pur, aussi moelleux que du côté gauche; il est impossible de constater un bruit de craquement et la menstruation est revenue ce qu'elle était avant la maladie, c'est-à-dire qu'elle se montre pendant cinq jours avec abondance et sous bon aspect.

RÉFLEXIONS SUR LES OBSERVATIONS PRÉCÉDENTES.

En rassemblant ici vingt deux observations de phthisie sous le titre de *phthisie douteuse ou au 1er degré*, nous n'avons eu d'autre but que d'élargir en quelque sorte le cercle du diagnostic, de manière à laisser le moins de doute possible dans l'esprit du lecteur; car, à part quelques faits qui laissent peut-être à désirer sous ce rapport, nous nous trouvons bien réellement en présence de cette terrible maladie avec le cortége habituel de symptômes qui annonce et accompagne son arrivée. D'ailleurs nous n'avons fait le plus souvent que confirmer ce que des maîtres habiles dans l'art de l'auscultation et de la percussion avaient vu avant nous et sans nous.

En décomposant ces vingt-deux observations, nous comptons

13 hommes,
9 femmes.

Des 13 hommes, il y en a 9 pour lesquels la maladie est accidentelle et 4 chez lesquels elle est héréditaire.

Sur les 9 femmes, il y a 4 cas de phthisie acquise contre 5 cas d'héréditaire.

Total général :	Maladie par cause d'hérédité.........	9
	Maladie par cause accidentelle.......	13
	Total.......	22

Notons aussi en passant que l'influence de l'hérédité est plus grande chez les femmes que chez les hommes pour les malades faisant partie du groupe que nous étudions.

Ce qui frappe tout d'abord, c'est qu'à l'heure où nous écrivons, novembre 1860, aucun de nos malades n'est mort. Tous ou presque tous ont éprouvé une amélioration sur place, amélioration qui s'est soutenue et confirmée longtemps après le départ des eaux, que la maladie fût accidentelle ou de cause héréditaire.

On nous objectera qu'il ne s'est pas encore écoulé un assez long laps de temps pour que nous puissions assurer qu'il n'y aura pas de retours. Qu'on jette cependant les yeux sur les quatre premières observations de notre deuxième genre. Il en est trois qui appartiennent au docteur Guérineau, professeur à l'École de médecine de Poitiers; de ces trois cas, madame A... et madame de E... présentaient plutôt les signes de la maladie au second degré qu'au premier, et si nous les avons conservés dans ce premier groupe, c'est pour donner le moins de prise possible à l'erreur et laisser au diagnostic son éclat et sa pureté; car si ces deux dames n'étaient pas phthisiques et phthisiques héréditaires, il faut convenir ou que le diagnostic de cette maladie n'existe pas, ou que le médecin distingué que nous venons de citer s'est trompé avec nous. L'entier rétablissement de ces malades qui s'est accompli en deux ans pour la première et en trois années pour la seconde, bien que chacune n'ait pris les eaux sur place que pendant deux années, pourra troubler le sommeil de ceux qui croient que le tubercule ne peut guérir qu'à la condition de laisser dans les parenchymes des traces hiéroglyphiques, indélébiles de son passage. N'y aurait-il dans tout ce mémoire que l'histoire de ces deux faits, qu'il serait toujours très-encourageant de soumettre aux mêmes influences thérapeutiques thermo-minérales, les cas analogues si nombreux qu'on rencontre à chaque pas dans la pratique. Nous n'omettrons pas d'ajouter qu'après leur départ des eaux, ces malades ont été soumises à toutes les règles d'une hygiène appliquée d'une manière aussi intelligente que constante. La cure thermale terminée, nous avons très-scrupuleusement exploré les sommets de ces poumons naguère si gravement malades, et nous devons à la vérité de déclarer qu'il nous a été impossible de retrouver autre chose qu'un peu de faiblesse dans le bruit d'expansion pulmonaire, précisément dans les mêmes points où nous avions primitivement constaté la matité, les râles de craquements secs et humides, l'expiration prolongée, la bronchophonie et comme complément l'hérédité; et que constatons-nous maintenant? Toux nulle, expectoration nulle, dyspnée nulle, retour des forces, retour de l'embonpoint; madame A... surtout, si triste et si désespérée de guérir l'année dernière, si gaie aujourd'hui! S'il y a eu des tubercules, que sont-ils devenus? Il faut au moins avouer qu'ils sont repassés à l'état latent, puisque tout le monde ou presque tout le monde ne veut de l'absorption. S'il n'y a pas eu de tubercules, c'est donc un état congestif des poumons survenu sans cause! Pour fortifier la croyance de ceux qui voudraient adopter cette dernière supposition, n'oublions pas de rappeler les changements survenus dans les organes lésés pendant la durée de la cure thermale.

Parmi les divers phénomènes qui se produisent, il en est un surtout qui a fixé notre attention : c'est la production du râle crépitant humide. Ce véritable râle crépitant *de retour* que nous croyons avoir signalé le premier, apparaît du septième au quatorzième jour, et quelquefois seulement à la fin du traitement. Sa durée n'est que de huit à dix jours et quelquefois moins; il annonce assurément qu'un travail de résolution s'opère dans l'organe, et alors il y a un peu de toux, un peu d'expectoration glaireuse ou gommeuse aérée. Or c'est ce que nous avons observé dans les deux cas précités et dans beaucoup d'autres qui suivront. L'engorgement lobulaire ou vésiculaire ne saurait donc être nié, mais nous laissons à l'appréciation du lecteur le soin de discerner si l'état pneumonique partiel est essentiel idiopathique ou s'il est symptomatique. Les développements dans lesquels nous sommes entrés ne nous laissent pas de doutes sur cette dernière opinion, partagée également par le docteur Guérineau.

Nous nous sommes longuement étendus sur ces deux faits, parce qu'ils nous ont paru très-simples et bien accentués, et qu'ils forment comme les premiers anneaux de la chaîne que nous sommes en voie de dérouler.

Le troisième anneau, l'observation I..., ne nous donne pas les mêmes résultats thérapeutiques, mais notons aussi qu'aucune règle de l'hygiène n'a été suivie, que pendant la cure, des courses à cheval trop multipliées et par tous les temps ont considérablement affaibli les effets du traitement, le malade faisant abus de la parole et du plaisir.

L'obs. IV ne nous a pas donné de nouvelles depuis un an. Mademoiselle O... se portait bien un an après son court séjour au mont Dore, mais il y avait toujours de la toux.

Quant à l'obs. V, qui appartient à M. le docteur Oulmont, la disparition de l'engorgement pulmonaire a été complète sur place, mais on peut conserver quelques doutes sur la nature tuberculeuse de la maladie.

L'obs. VI nous offre l'exemple rare, le seul que nous ayons rencontré ici, d'une vomique du poumon sans qu'il nous ait été possible, malgré nos explorations réitérées et les plus attentives, de retrouver le siége de la cavité purulente. L'engorgement pulmonaire chronique nous paraît bien réellement tuberculeux, l'hérédité et l'opiniâtreté de la maladie achèvent de le démontrer.

Deux fois le traitement thermal procure une amélioration très-grande, plus grande encore cette année, mais seulement une amélioration; espérons qu'une troisième saison achèvera la cure si, comme le malade nous l'a promis, il prend pendant l'hiver prochain toutes les précautions hygiéniques et diététiques que commande son état.

L'obs. VII nous offre un exemple d'amélioration telle que le malade ne juge pas à propos de revenir boire les eaux; il en a été probablement de même de l'obs. VIII; cependant nous n'avons pas eu de ses nouvelles.

Analysons maintenant les cas de maladie acquise, plus nombreux que ceux de cause héréditaire, nous retrouverons la même proportion pour tous les malades classés dans la seconde partie de ce mémoire.

Première partie. — Deuxième classe.

PHTHISIE ACQUISE.

Genre masculin.

Les deux premiers cas de cette série, obs. X et XI, offrent deux exemples très-remarquables de guérison complète. Le diagnostic de la maladie de M. H..... a été établi par quatre docteurs, entre autres par le très-honorable président de la Société d'hydrologie, M. le docteur Mêlier. La maladie est arrêtée dans sa marche dès la première saison ; à la seconde saison, tous les symptômes tendent de plus en plus à s'effacer et à la troisième la guérison radicale est constatée par trois d'entre nous, sauf M. le docteur Mêlier, malgré une atteinte de fièvre typhoïde qui eut lieu pendant l'hiver et qui retint le malade à la chambre pendant sept semaines.

La guérison de M. G.... est plus frappante encore, car les lésions étaient beaucoup plus étendues en hauteur et en profondeur, une atteinte grave était portée à toute la constitution. M. le docteur Guérineau désespérait complétement du malade lorsqu'il le dirigea sur les eaux du mont Dore. Qu'on se rappelle les hémoptysies initiales au traitement thermal, la pâleur, l'amaigrissement, l'inappétence, la toux et l'expectoration abondante, qu'on se rappelle encore que M. G... paraît avoir contracté la maladie *auprès de sa femme*, dévorée par la phthisie après deux ans de souffrance.

Dès la seconde cure au mont Dore, embonpoint remarquable, et à la fin de la troisième année que constatons-nous? un peu de faiblesse respiratoire dans le sommet naguère si gravement compromis, enfin un embonpoint qu'on peut évaluer à 15 kilogrammes en trois années.

Nous ne pouvons encore rien dire des obs. XII, XIII, XIV, XV, XVI, parce que c'est la première année que nous les observons ; ici comme toujours le râle crépitant de retour n'a pas manqué de se produire au milieu ou à la fin du traitement, excepté chez le n° 16 où nous n'avons pu le saisir. Les docteurs Demassé, Leclerc et Léveillé ont pu s'assurer par eux-mêmes si leurs malades pour cette première saison n'ont pas éprouvé dans l'état local, et surtout dans l'état général, des modifications profondes, soudaines, inattendues, et qu'ils avaient demandées en vain aux médications pharmaceutiques ordinaires. M. K... a vu sa voix revenir, la toux diminuer, ainsi que l'expectoration devenue moins opaque, plus glaireuse, plus aérée; enfin il y avait plus de forces, plus d'embonpoint, plus de fraîcheur, et le moral plein d'espérance; et tout cela en combien de temps, en dix-huit jours!

M. R..., le malade de MM. Paul Laroche et Gendrin, n'a certainement pas recouvré la plénitude de sa voix, mais là encore il y a eu une telle amélioration locale et générale qu'on est en droit d'espérer beaucoup plus d'une seconde et même d'une troisième saison.

L'obs. XVIII, qui appartient à M. le docteur Horteloup, nous confirme dans les espérances que nous venons de formuler.

En effet, M. S..., était dans le même état que M. R.... lorsqu'il vint l'année dernière boire les eaux, si ce n'est que son état était beaucoup plus grave sous tous les rapports. Après sa première cure, il passa très-bien l'hiver, mais à l'entrée du printemps il est repris d'un tel redoublement dans les accidents, qu'il compte les jours qui le séparent encore des sources désirées. Les eaux transportées prescrites pour le mois de novembre 1859, n'avaient pas été bues, parce que les premières doses n'avaient pas été bien supportées, ce qui ne s'était pas produit une seule fois aux sources thermales.

M. S... est revenu cette année compléter le traitement si avantageusement commencé et a éprouvé les bons effets de l'année précédente; après dix-huit jours de traitement, la voix avait repris presque entièrement son timbre normal, et cependant le sommet gauche conservait encore une respiration tuboïde avec du râle humide à petites bulles.

Nous nous arrêterons peu sur les obs. XIX et XX, parce que le diagnostic ne nous paraît pas dégagé de toute incertitude. Quant à l'obs. XXI, la coïncidence de l'asthme avec les tubercules étant un fait assez rare par lui-même, nous a engagé à classer cette observation dans la catégorie des cas douteux, quoique le diagnostic de M. Lepetit fût très-explicite. Notons encore les bons effets de la cure thermale, bons effets qui s'étaient maintenus jusqu'à la fin de l'hiver.

Enfin l'obs. XXII, qui termine cette première partie, est un de ces faits les plus remarquables d'amélioration très-rapide sur place, et que l'œil et l'oreille suivent avec une anxiété et un plaisir partagés par le malade et une partie de sa famille qui l'entoure. Ainsi plus de dyspnée, plus de douleurs costales, plus de toux, respiration douce et moelleuse partout excepté dans le sommet droit, où elle est, non plus tubaire, mais tuboïde dans l'étendue de 5 centimètres de hauteur, avec quelques petites variétés de râle crépitant fin humide; vif appétit, bon sommeil, forces nouvelles, épanouissement et fraîcheur des traits.

Après avoir mis les eaux thermales du mont Dore en contact avec les tubercules pulmonaires surpris pour ainsi dire à leur première période d'évolution, que le lecteur veuille bien nous suivre et qu'il étudie avec nous leurs effets sur ces mêmes tubercules passés à l'état de ramollissement, de suppuration et d'expulsion : c'est ce qui va faire l'objet de la deuxième partie.

DEUXIÈME PARTIE.

PHTHISIE AU DEUXIÈME ET AU TROISIÈME DEGRÉ CONFIRMÉE.

Première classe.

PHTHISIE TUBERCULEUSE HÉRÉDITAIRE.

Premier genre : hommes, 8.

Ainsi que nous l'avons déjà dit précédemment, nous avons rangé dans la première partie bien des faits qui appartiennent à la seconde, parce que non-seulement la maladie passe souvent de la première à la seconde période par des nuances insensibles, mais aussi afin de mieux porter la conviction dans l'esprit des médecins peu familiarisés avec la stéthoscopie. Aussi les premiers faits dont nous allons entretenir le lecteur ne sont-ils que la continuation des anneaux de la longue chaîne que nous poursuivons et dont ils sont comme le milieu.

PLUSIEURS HÉMOPTYSIES; TUBERCULISATION BORNÉE AU SOMMET DROIT; BONS EFFETS D'UNE PREMIÈRE SAISON. (Docteur GUÉRINEAU.)

OBS. XXIII. — M. B..., âgé de 33 ans est d'une constitution lymphatico-sanguine, maigre, et a le système veineux très-développé. Deux de ses parents les plus proches dans la ligne maternelle sont morts de la phthisie confirmée. Lui-même, après des fatigues physiques et morales, a été pris, il y a trois mois, d'une première hémoptysie qui a duré huit jours et d'une seconde il y a un mois qui n'a duré que trois jours; il tousse depuis cette époque et crache peu, si ce n'est le matin; il est oppressé en marchant et accuse une grande faiblesse dans les jambes.

Le malade arrive au mont Dore le 27 juin 1859, d'après les conseils de M. le docteur Guérineau.

Sous la clavicule gauche, on ne trouve ni matité ni bronchophonie; mais l'inspiration est rude, rapeuse, et s'accompagne de râle humide dans l'étendue de deux travers de doigt. Rien de remarquable dans les autres régions de la poitrine. Pas de fièvre, peu d'appétit, peu de sommeil.

Après quelques jours de malaise, d'inappétence et d'agitation nocturne, sous l'influence des premières applications du traitement thermal, peu à peu le calme se rétablit, l'appétit se développe et le malade reprend des forces et un embonpoint très-notable. La toux et l'expectoration sont à peu près nulles, et c'est à peine si l'oreille perçoit quelques craquements sous la clavicule gauche, mais le bruit respiratoire est encore rude.

TUBERCULES LIMITÉS AU SOMMET GAUCHE; CAVERNULES; RALE CRÉPITANT DE RETOUR ABONDANT; BONS EFFETS D'UNE PREMIÈRE SAISON; SANTÉ TRÈS-BONNE JUSQU'À LA SECONDE SAISON; BONS RÉSULTATS. (Docteurs MANGIN et HORTELOUP.)

OBS. XXIV. — M. C..., 23 ans, négociant, lymphatico-sanguin, malade depuis le mois d'octobre 1858, époque à laquelle il garda le lit pendant deux mois. Depuis cette époque, la toux et l'expectoration ont toujours persisté. Sœur morte de phthisie pulmonaire à l'âge de 25 ans. D'après les conseils de M. le docteur Horteloup, M. C... arrive au mont Dore le 13 juillet 1859.

Nous constatons : pâleur des traits, inappétence, sentiment de faiblesse, absence de fièvre, matité sous la clavicule gauche, râle muqueux à petites bulles, respiration rude, expiration prolongée tuboïde et entrecoupée. Même état dans toute la fosse sus-épineuse du même côté, où l'on perçoit quelques bulles de râle cavernuleux ; rien de semblable du côté opposé, si ce n'est un peu d'exagération dans les bruits respiratoires; toux le matin surtout et expectoration, pas d'hémoptysie.

Au départ du mont Dore, qui eut lieu le 1er août, l'état général est satisfaisant; il y a une meilleure carnation, embonpoint, peu de toux et très-peu d'expectoration. Le sommet gauche du poumon est envahi par du râle crépitant.

L'année entière se passe sans un seul rhume et sans par conséquent qu'il y eût besoin de consulter aucun médecin. Retour aux eaux du mont Dore le 10 juillet 1860.

Embonpoint, fraîcheur des traits, toux et expectoration presque nulle, mais existant parfois encore le matin seulement au réveil. Absence complète de matité du sommet gauche; on perçoit par la toux quelques bulles sèches dans la fosse sus-épineuse avec un certain état de rudesse dans les bruits respiratoires. Après vingt jours de traitement thermal, la toux et l'expectoration disparaissent; le malade est fort satisfait de son état, et c'est avec difficulté qu'on retrouve une différence dans les sommets du poumon sous le rapport de la respiration.

TUBERCULES DES DEUX CÔTÉS; RALE CRÉPITANT DE RETOUR; AMÉLIORATION.
(Docteur MEYNARD.)

OBS. XXV. — M. D..., 21 ans, réformé du service militaire pour cause de phthisie, mère morte de phthisie, constitution lymphatico-sanguine, toux depuis quinze mois, sèche d'abord, suivie d'expectoration depuis un an. Pas d'hémoptysie, pas de fièvre, appétit assez bien conservé, mais pas de force dans les jambes.

Arrivé au mont Dore le 10 juillet.

Matité dans tout le sommet gauche, avec râle humide à bulle de moyen volume; retentissement de la voix et de la toux; bruit respiratoire rude, râpeux, tuboïde dans toute la fosse sus-épineuse droite avec bronchophonie moins prononcée que du côté opposé; bruit d'expiration prolongée sous la clavicule correspondante sans matité; toux fréquente le matin; expectoration opaque peu aérée.

Le 16 juillet, la respiration est plus moelleuse et mélangée d'une grande quantité de râle humide dans les deux sommets, les crachats sont plus aérés, plus glaireux.

Le 23 juillet, même état, appétit plus développé qu'à l'arrivée, moins de toux et moins d'expectoration.

SYMPTÔMES DE PHTHISIE TRÈS-AVANCÉE; PEU D'AMÉLIORATION PAR UNE SAISON AUX EAUX-BONNES ET UNE AUTRE AU MONT DORE; AMÉLIORATION CONSÉCUTIVE SOUS L'INFLUENCE DES EAUX TRANSPORTÉES.

OBS. XXVI.—M. F..., 29 ans, constitution lymphatico-sanguine, cheveux noirs, œil brillant, pommettes rosées, malade depuis trois ans par suite d'un rhume négligé. Voyage aux Eaux-Bonnes il y a un an (1857); constitution fortifiée, mais continuation de la toux et de l'expectoration; deux hémoptysies abondantes pendant l'hiver 1858; arrivée au mont Dore le 8 juillet suivant; frère mort de phthisie.

Amaigrissement, toux fréquente, expectoration opaque abondante le matin, peu d'appétit, pas de forces. Divers râles humides à la base des poumons en arrière, râle sous-crépitant dans la fosse sus-épineuse gauche sans matité ni bronchophonie.

Au sommet droit, matité et respiration tubaire dans l'étendue de 5 à 6 centimètres en hauteur, craquements humides pendant et après la toux, bronchophonie. Ce malade quitte les eaux après vingt-deux jours sans avoir éprouvé d'amélioration notable, si ce n'est que les crachats sont moins abondants, moins opaques, et que l'appétit est meilleur. Toute la poitrine est remplie de râle sous-crépitant humide ; la matité et la respiration bronchique n'ont pas diminué.

Les eaux transportées sont bues au commencement du mois de novembre, et le malade se trouve si bien qu'il peut se livrer au plaisir de la chasse.

Après une promenade de ce genre, il est pris en février 1859 d'une fluxion de poitrine qui envahit tout le lobe supérieur droit. Deux saignées, trois vésicatoires et le tartre stibié arrêtent les accidents dès le douzième jour; la convalescence s'établit franchement.

Les eaux transportées sont bues en juillet 1859, puis en novembre 1859, et toujours avec une amélioration. Enfin l'hiver de 1860 se passe bien, et au mois de mars 1860, la santé générale se conservait bonne, un peu de toux, un peu d'expectoration le matin.

Le bruit respiratoire est bon partout, excepté au sommet droit, où il y a encore 3 centimètres de matité en hauteur avec quelques bulles de craquements humides. Des circonstances spéciales empêchent le malade de se rendre aux eaux; il les boit transportées en juillet. J'ignore maintenant quel est l'état local, mais le malade me fait savoir en novembre 1860 qu'il tousse et crache très-peu, qu'il va bien.

CAS GRAVE DE TUBERCULISATION ; ARRÊT DANS LA MARCHE DES ACCIDENTS ; GUÉRISON APPARENTE DEPUIS PLUS D'UN AN.

Le sujet de cette observation a perdu son père, sa mère, deux de ses frères de la maladie de poitrine ; le dernier est mort à 29 ans aux Eaux-Bonnes même. Ceux-là ont été vus par M. le professeur Andral, celui-ci par M. le professeur Trousseau.

Obs. XXVII. — M. G... est un négociant, grand, bien fait, la poitrine large et d'une belle constitution apparente. Il est blond châtain clair, âgé de 29 ans, et d'un tempérament lymphatico-nerveux. Depuis l'adolescence il a une grande disposition à tousser, et ses rhumes lui durent quelquefois tout l'hiver.

Il a commencé à avoir de petites hémoptysies il y a quatre ans, et depuis cette époque il tousse tous les matins et expectore presque toujours des matières opaques jaunâtres qui augmentent beaucoup aussitôt qu'il contracte un nouveau rhume.

Au commencement de juillet 1858, ce malade se rendit aux eaux du mont Dore, et se présenta à notre examen dans l'état suivant :

Amaigrissement, pâleur et bouffissure du visage, dyspnée, toux le matin et le soir, expectoration peu abondante et parfois marquée de petites stries de sang vif, douleur vague dans le thorax, pas de fièvre, mais sueurs la nuit, bon état des voies digestives. La respiration paraît ample, souple et moelleuse à la base des deux poumons, mais dans toute la région du scapulum du côté droit, il y a une matité intense qui s'étend jusque vers l'aisselle; cette matité est moins étendue en avant sous la clavicule où elle disparaît au-dessous de deux à trois travers de doigt. Ici le bruit respiratoire est faible partout, et n'offre plus à l'oreille ce moelleux qu'on trouve dans les régions inférieures. La voix et la toux retentissent dans les parties mates et s'accompagnent de craquements humides et de râles sous-crépitants; ce dernier est moins abondant sous la clavicule gauche. Le bruit respiratoire est rude, l'expiration prolongée et comme saccadée; les ongles sont incurvés.

Ce malade supporte parfaitement toutes les pratiques du traitement thermal; il reprend de l'embonpoint et peut se livrer avec les touristes à toutes leurs excursions dans la montagne, pourvu toutefois que cela ne soit pas à pied.

Après vingt jours du régime des eaux, la toux et l'expectoration n'ont plus lieu que le matin, et cette dernière se réduit à très-peu de chose.

Toute la partie du poumon qui était le siége de la matité est renforcée par du râle crépitant (de retour), il n'y a plus de bronchophonie et très-peu de dyspnée, l'appétit est excellent, toutes les fonctions se font bien.

Un mois plus tard j'auscultai ce malade ; il n'y avait plus trace de râle crépitant, mais quelques bulles de craquements humides avec faiblesse du bruit respiratoire. Je conseillai de passer l'hiver dans les pays chauds, et M. G..., après un séjour de deux mois et demi sur les côtes d'Afrique, rentra en France dans le courant de février.

Quelques semaines après son arrivée, il prit un rhume, c'était le premier depuis son voyage aux eaux, et eut de la fièvre pendant quelques jours avec des accès de toux suivis de crachats très-légèrement striés de sang.

Cependant, à la fin de la seconde semaine, il put quitter la chambre et continua à se bien porter jusqu'au 24 juin, époque à laquelle il revint au mont Dore.

La bonne coloration du visage et l'embonpoint semblent indiquer une santé parfaite, mais il y a toujours de la toux et un peu d'expectoration le matin. L'ancienne matité du poumon droit n'existe plus et l'état d'embonpoint est d'ailleurs un obstacle pour le constater. La respiration n'est pas moelleuse, et en faisant tousser le malade on renforce et l'on développe les bruits de craquements humides, mais le sommet gauche présente cette année quelques bulles de râle sous-crépitant dans la fosse sus-épineuse.

Le régime des eaux est appliqué dans toute sa rigueur, et M. G... quitte l'Auvergne toussant encore moins, mais n'expectorant plus ; la respiration est plus douce dans les points affectés, il n'y a plus de râle crépitant comme à la fin du premier traitement thermal, on constate seulement les ineffaçables craquements humides.

Fin de novembre 1860. Depuis l'année dernière jusqu'à ce jour, la santé de M. G... s'est conservée très-bonne, pas un seul rhume pendant l'hiver.

Phthisie a la troisième période. Trois années aux eaux du mont Dore. Arrêt dans la marche des accidents. (Professeur Andral.)

Obs. XXVIII. — M. H..., 28 ans, constitution lymphatico-nerveuse, cheveux noirs, œil perlé, grande maigreur. M. Andral a conseillé le mont Dore à ce malade depuis deux ans ; il y vint en 1858 pour la troisième année, et nous constatons une petite caverne dans la clavicule droite, râle de gargouillement, pectoriloquie dans l'étendue de deux travers de doigt. Père et mère morts de phthisie ; pas de fièvre, mais sueurs nocturnes, pas de diarrhée.

Le traitement thermal développe l'appétit et diminue l'expectoration, la caverne s'entoure de quelques petites bulles de râle crépitant.

Les eaux transportées sont bues en novembre, l'hiver se passe bien ainsi que l'été. Les eaux sont bues transportées en novembre 1859 ; aucun accident nouveau ne se déclare jusqu'en septembre 1860, époque à laquelle j'apprends que M. H... tousse et crache, mais sans garder une seule journée la chambre.

Phthisie a la troisième période. Première saison, peu de changement, si ce n'est la cessation de la fièvre du soir. (Docteurs Vibert et Colmar.)

Obs. XXIX. — M. K..., 21 ans, fabricant de tulle, lymphatique, malade depuis quinze mois, toux, expectoration, hémoptysies, voix voilée depuis cinq mois, sueurs, amaigrissement, fièvre tous les soirs.

Matité du sommet droit, en avant et en arrière râle de gargouillement. La matité s'étend en avant dans l'étendue de 6 centimètres.

Le traitement est commencé le 3 août et continué jusqu'au 22 août.

Les sueurs nocturnes et la fièvre du soir avaient cessé au départ, la toux est aussi fréquente et l'expectoration moindre. Mais il y a dyspnée, peu d'appétit, pâleur des traits, peu de changement dans l'état local.

TUBERCULES A LA TROISIÈME PÉRIODE. EXTINCTION DE VOIX. AMENDEMENT TRÈS-REMARQUABLE DANS TOUS LES SYMPTÔMES. RETOUR DES ACCIDENTS PAR IMPRUDENCE. MORT.

Obs. XXX. — M. L..., 30 ans, lymphatique, père, frères et sœurs morts phthisiques. Vaste caverne au sommet droit, laryngite douloureuse, extinction de voix, difficulté pour avaler, surtout les liquides. Incurvation des ongles. Arrivée au mont Dore le 8 juillet, départ le 30. Traitement parfaitement supporté, retour de l'appétit, diminution de la toux, de l'expectoration, et, chose plus remarquable encore, amélioration telle de la laryngite que la voix est revenue, et que la difficulté d'avaler est considérablement diminuée. Le malade n'avale de travers qu'à deux ou trois jours d'intervalle.

Retour en diligence par une chaleur excessive et au milieu de tourbillons de poussière pendant quatre heures, nuit passée en wagon de troisième classe; sommeil, puis réveil en sueur à trois heures du matin avec un vasistas ouvert. Dès ce moment extinction de voix complète qui persiste jusqu'à l'arrivée au domicile après un parcours de 640 kilomètres sans interruption; grande frayeur du malade qui m'écrit tous ces détails. Je conseille des fumigations avec l'eau du mont Dore; retour de la voix après huit jours de fumigations. Le malade se sent assez fort pour aller à la chasse; en sautant un fossé, M. L... tombe dans l'eau jusqu'à la ceinture, retour des accidents fébriles, mort en six semaines.

Première classe héréditaire confirmée.

Genre féminin ; nombre 5.

PHTHISIE A LA SECONDE PÉRIODE ARRÊTÉE ET GUÉRIE A PEU PRÈS COMPLÉTEMENT PAR TROIS SAISONS AU MONT DORE.

Obs. XXXI. — Mademoiselle A... est âgée de 29 ans, brune et très-lymphatique, pâle, amaigrie avec incurvation du thorax en avant. Sa mère est morte à 39 ans *d'épuisement de poitrine*, après avoir eu 12 enfants qui se portent assez bien, si ce n'est qu'ils s'enrhument facilement. Mademoiselle A... attribue le développement de sa maladie à son travail assidu et sédentaire dans un comptoir humide de Lyon. Très-peu réglée mais toujours exactement, elle l'est beaucoup moins depuis deux ans qu'elle tousse et crache presque constamment et c'est depuis cette époque qu'elle a beaucoup maigri et qu'elle a des flueurs blanches. D'après l'avis de plusieurs médecins de Lyon, elle se rendit au mont Dore à la fin de juin 1858 présentant les symptômes suivants :

Les omoplates sont saillantes et le devant de la poitrine déprimé de chaque côté du sternum. Sous la clavicule gauche et dans la fosse sus-épineuse du même côté, il y a de la matité, surtout en arrière, avec râle sous-crépitant humide aux deux temps de la respiration, la voix est retentissante. A droite la respiration est rude mais sans bruits anormaux. La toux est fréquente, quinteuse, et s'accompagne d'expectoration particulièrement le matin et quelquefois le soir. Peu de sommeil, pas d'appétit, langue blanche, constipation, mouvement fébrile le soir, caractérisé seulement par de la chaleur et des sueurs bornées à la poitrine le matin.

Après dix-neuf jours de traitement thermal, la face s'était animée et bronzée, la toux un peu diminuée et l'expectoration réduite des trois quarts de ce qu'elle était. Le sommet gauche du poumon n'était plus mat qu'en arrière et le siége d'un râle crépitant fin mêlé à du râle humide et plus gros ; le sommeil et l'appétit meilleurs, les flueurs blanches avaient cessé. La malade pouvait faire des courses à pied qu'il lui aurait été impossible de faire à son arrivée.

Cette personne revint au mont Dore le 24 juin de l'année suivante (1859).

L'embonpoint, sans être considérable, contraste avec ce qu'il était l'année dernière ; l'hiver s'est passé sans nouveaux rhumes, les flueurs blanches sont nulles et les règles durent cinq jours au lieu de deux ou trois avant le voyage aux thermes.

Le sommet gauche est encore un peu mat en arrière et en haut, mais sans bronchophonie ; il n'y a de râle sous-crépitant qu'à l'expiration et en petite quantité.

Nouvelle saison de dix-huit jours pendant lesquels la malade fait de fréquentes promenades dans la forêt de sapins ; elle s'en retourne fort contente, n'expectorant plus qu'une très-petite quantité d'humeurs le matin, seul instant de la journée où elle tousse. Plus de sueurs matinales ni douleurs thoraciques, toujours quelques bulles de râles dans la fosse sus-épineuse.

Le 8 juillet 1860, troisième saison.

L'hiver s'est passé sans un seul rhume qui ait donné lieu à de la fièvre ; la malade a pu vaquer à toutes ses occupations, la physionomie est bonne, toutes les fonctions se font bien. Sous la clavicule gauche la respiration est faible et s'accompagne parfois de bruit de frottement. Point de matité dans la fosse sus-épineuse, mais quelques bulles rares de craquements humides, expectoration nulle, toux très-rare.

Après cette troisième saison, la respiration devient bonne partout, on ne peut constater quelques bulles de craquements humides rares que dans la fosse sus-épineuse droite.

PHTHISIE A LA SECONDE PÉRIODE. EXCELLENTS EFFETS DE LA MÉDICATION THERMALE.

Obs. XXXII. — Madame E..... âgée de 36 ans, est d'un blond châtain, grande, bien constituée, mais très-lymphatique et toujours bien réglée. Son père et sa mère se portent assez bien, mais quatre de ses parents dans la ligne maternelle sont morts de la phthisie. Elle n'a qu'une enfant âgée de 9 ans qui a une très-grande disposition à s'enrhumer.

Madame E.... s'enrhume tous les hivers, elle a eu plusieurs hémoptysies et deux fluxions de poitrine, la dernière il y a deux ans; elle tousse fréquemment, mais ne crache que le matin des matières granuleuses. Sommet du poumon gauche mat dans l'étendue de quatre travers de doigt en arrière et de deux en avant, bronchophonie, râle muqueux abondant dans ces parties. Sommet droit, respiration râpeuse, tuboïde, craquements humides postscapulaires. A la base des poumons le bruit respiratoire s'entend moins bien du côté gauche qui a été le siége de la dernière fluxion de poitrine. L'appétit est peu développé, la langue est saburrale.

Au milieu du traitement thermal, la malade est prise d'un rhume intense qu'elle attribue à un refroidissement, mais qui ne dure que six jours; pendant ce temps les eaux ne sont pas interrompues. Après vingt jours de séjour, elle quitte le mont Dore, ne conservant plus de toux que le matin et après avoir repris de l'embonpoint et plus de vigueur dans l'habitude extérieure du corps. Le reste de l'année se passe sans accident, et au mois de mars une atteinte de grippe ne retient la malade à la chambre que pendant cinq à six jours.

Au commencement de juillet 1860, elle retourne aux eaux dans l'état suivant : embonpoint bien conservé, appétit, sommeil, toux seulement le matin et expectoration de petites mucosités concrètes, mais bien moins abondantes qu'autrefois.

Le sommet gauche du poumon offre encore de la matité, mais seulement en arrière, où l'on perçoit à l'oreille quelques bulles de râle muqueux; à droite on n'entend plus de craquements humides, mais la respiration y est rude et prolongée. Les règles viennent bien et abondamment chaque fois; il n'y a pas de pertes blanches depuis le traitement de l'année dernière.

Au neuvième jour du traitement, la toux cesse complétement et les bruits du sommet gauche sont remplacés par du râle crépitant clairsemé (râle crépitant de retour). Cette dame part le dix-neuvième jour en affirmant qu'elle ne tousse ni ne crache une seule fois dans la journée. Cependant le sommet gauche laisse entendre çà et là quelques bulles de craquements humides en arrière. Aujourd'hui, fin de novembre 1860, la santé est bonne; il n'est pas survenu de rhume depuis le départ des eaux.

Affection utérine; grippe avec fluxion de poitrine; toux opiniatre, suivie de cavernes; bons effets immédiats des eaux; retour de la fièvre aussitôt les eaux; effets consécutifs des eaux sans résultat notable. (Docteurs Lagare, Thomas.)

Obs. XXXIII.—Madame I..., 42 ans, non mariée, lymphatique, brune, hémorrhagies utérines fréquentes accompagnées seulement d'éruptions vulvaires et vaginales aphtheuses sur le col de l'utérus, grippe en novembre 1859, s'accompagnant de pleuro-pneumonie à droite et résistant à toute espèce de traitement. Toux permanente, sèche d'abord, puis suivie d'expectoration ensanglantée, fièvre, frissons le soir, sueurs nocturnes, amaigrissement, perte complète de l'appétit.

Arrivée au mont Dore le 17 juillet 1860; caverne au sommet du poumon droit, gargouillement, pectoriloquie; matité moins prononcée au sommet gauche, mais râle muqueux, abondant, avec résonnance de la voix, toux très-fatigante, résistant à tous les calmants, expectoration opaque, parfois rougeâtre. Il y a eu une hémoptysie à la fin de décembre qui a duré trois jours; à la suite de cet accident, les crachats sont restés rouillés pendant deux mois. La malade a de la fièvre tous les soirs, précédée de frissons. La voix est souvent voilée, il y a un peu de laryngite. Sous l'influence du traitement, la toux et l'expectoration diminuent, la fièvre cesse à partir du septième jour, et tout va pour le mieux jusqu'au dix-huitième et dernier jour du traitement. Le dix-neuvième jour, jour de repos, la fièvre éclate à trois heures du soir par un frisson qui dure une demi-heure; puis fièvre pendant trois jours, allant en diminuant le quatrième jour; départ le cinquième jour.

Cette fièvre persiste encore pendant quatre jours après l'arrivée de la malade dans sa famille, puis elle cesse sous l'influence de l'apparition des règles, et la malade m'écrit qu'elle respire bien mieux qu'avant son arrivée au mont Dore. Cependant le médecin ordinaire déclare à une personne de la famille de cette demoiselle qu'il trouve peu de changement dans l'état local. Aujourd'hui, décembre 1860, l'état général de la malade est à peu près le même; attendons que le temps prononce.

PLUSIEURS CAVERNES AUX SOMMETS ; TRAITEMENT IRRÉGULIÈREMENT SUIVI ; AUCUN EFFET ; MORT.

Obs, XXXIV. — Madame O..., 55 ans, lymphatique, amaigrissement considérable, ongles incarnés, plusieurs petites cavernes dans les deux sommets constatées par M. le docteur Heurteloup ; fièvre le soir. Cette dame est accompagnée de sa fille unique, âgée de 18 ans, qui absorbe tous ses instants. On ne peut lui faire suivre que très-imparfaitement le traitement thermal en juillet 1858, tandis qu'elle fatigue sa fille qui n'est pas malade de la même affection par ses obsessions continuelles. Pas de changement dans l'état local en général ; morte à la fin de décembre 1858.

PHTHISIE A LA DERNIÈRE PÉRIODE ; FIÈVRE DE CONSOMPTION ; QUELQUES DOSES D'EAU MINÉRALE ; PAS DE CHANGEMENT ; MORT.

Obs. XXXV. — Madame U..., 20 ans, tempérament très-lymphatique, malade depuis deux ans, doigts hippocratiques, doubles cavernes, hémoptysie, fièvre hectique, diarrhée ou constipation ; on accorde quelques cuillerées d'eau minérale. Pas de changement. Arrivée au mont Dore le 17 juillet ; départ le 10 août ; mort en octobre.

RÉFLEXIONS SUR LES OBSERVATIONS DE CE GROUPE.

Cette première classe de phthisie confirmée et héréditaire compte 13 cas, dont 8 hommes et 5 femmes. Sur ce nombre il y a 3 morts, 2 femmes et 1 homme.

Bien que nous n'ayons pas eu de nouvelles directes depuis un an de l'observation 23, nous savons que le bien obtenu durant une première saison s'est maintenu, et que les accidents hémoptoïques ne se sont pas reproduits.

L'observation 24, qui appartient à M. le docteur Heurteloup, est un exemple remarquable de guérison après deux saisons passées au mont Dore. Dès la première année, il s'est produit une amélioration telle que M. C... n'a pas eu besoin dans tout le cours de l'année de consulter une seule fois son médecin ; il est parti à la fin de juillet 1860, conservant à peine des traces de sa grave affection.

L'observation 25 vient de faire sa première saison, des changements favorables ont eu lieu sur place ; attendons que M. le docteur Meynard, auquel appartient M. D..., nous fasse connaître ses impressions.

Les observations 26 et 27 se rapprochent par bien des points de contact. La maladie paraît complétement enrayée dès la première année 1858 pour M. F.... Une fluxion de poitrine éclate en février 1859 et cède en moins de quinze jours, tout en ébranlant fortement l'organisme qui ne tarde pas à reprendre son équilibre.

L'observation 27 offre l'exemple d'une grande étendue de lésion pulmonaire, trois des principaux membres de la famille ayant succombé à la maladie de poitrine, le frère aîné aux Eaux-Bonnes mêmes. Deux saisons au mont Dore, 1858-1859, impriment à l'économie tout entière un tel cachet de bonne santé, que personne ne peut soupçonner les graves lésions qui sommeillent sous cette belle carnation.

L'observation 28, qui est venue au mont Dore d'après les indications de M. Andral, offre un exemple de la maladie rendue à la troisième période ; observé par nous pour la première fois à la troisième année de cure au mont Dore, il vaque encore aujourd'hui, novembre 1860, à toutes ses occupations, se livre même au plaisir de la chasse, et tout cela sans avoir une seule fois gardé la chambre pendant toute la durée de l'hiver.

Nous ne parlerons pas de l'observation 29 qui vient de faire sa première saison, quoique la maladie soit à la dernière période, que pour signaler que la fièvre a cessé pendant la cure, ainsi que les sueurs nocturnes, et que l'expectoration a diminué. Mais nous craignons que ce malade ne résiste pas à l'hiver, étant dans l'impossibilité de pouvoir en amoindrir les effets pernicieux.

L'observation 30 est encore une phthisie au troisième degré extraordinairement amendée sur place (la voix était perdue, elle revient), pour se perdre pendant le retour au milieu des péripéties du voyage et revenir encore après ; mais le malade succomba en octobre par une sorte de choc en retour, occasionné, il faut bien le dire cependant, par un accident de l'imprudent jeune homme.

Si maintenant nous reportons notre attention sur les femmes de cette classe dite héréditaire et confirmée, nous trouvons cinq cas, dont deux terminés par la mort : les observations 34 et 35. Mais on a vu que le traitement thermal n'a pas été appliqué convenablement, parce qu'il n'était pas applicable.

L'observation 33, qui appartient à MM. les docteurs Lagarde et Thomas, vient seulement de faire sa première saison. Pendant dix-huit jours tout s'est passé pour le mieux ; la fièvre qui existait en arrivant et qui paraissait tenir aussi aux fatigues du voyage a cessé pendant la cure, l'expectoration a diminué, malheureusement la veille du départ la fièvre est revenue par un accès de frisson. Mais mademoiselle I... nous fait observer qu'elle est sujette à ces sortes de fièvres au retour de ses époques. Elle part, et mademoiselle I... nous écrit elle-même que la fièvre a cessé avec l'apparition des règles plus abondantes, plus rouges qu'autrefois. Cependant l'un de ses médecins constate peu de changement dans l'état local. Que deviendra cette demoiselle pendant l'hiver? Nous avons de ses nouvelles, 5 décembre 1860; il n'y a rien de particulier dans son état.

Quant aux observations 31 et 32, ce sont deux beaux exemples de guérison. Madame E... habite le centre ouest de la France, mademoiselle A... le centre est. Toutes deux ont fait trois saisons, toutes deux peuvent être considérées comme guéries. Que reste-t-il en effet pour l'oreille de l'observateur? Un peu de faiblesse respiratoire et çà et là à peine quelques bulles de craquement humide. Si dans les circonstances graves d'hérédité que nous venons de parcourir, les eaux ont manifesté leurs bienfaits, que ne devons-nous pas en attendre dans les circonstances où la maladie est tout à fait accidentelle!

Deuxième partie. — Deuxième classe.

PHTHISIE ACQUISE.

Premier genre : hommes, 12.

PHTHISIE CONFIRMÉE, EXPULSION DE CONCRÉTIONS CRÉTACÉES APRÈS UNE PREMIÈRE SAISON; GUÉRISON RADICALE APRÈS LA SECONDE ANNÉE. (Docteur RICHARD et FAULCOU.)

OBS. XXXVI. — M. M..., 35 ans, lymphatico-nerveux, malade depuis deux ans, arrivé au mont Dore en juillet 1858 dans l'état suivant : santé générale bonne, du moins en apparence, peu d'appétit, facilité très-grande à s'enrhumer, toux et expectoration peu abondante depuis deux ans, deux ou trois fois crachats striés de sang, pas de fièvre, mais sueurs nocturnes au cou et à la poitrine, dyspnée, lassitude dans les membres inférieurs, respiration bonne partout, excepté au sommet droit, où elle est tubaire dans l'étendue de 3 à 4 centimètres de hauteur, retentissement bronchophonique, râle sous-crépitant, humide, peu abondant.

A la fin du traitement thermal, il n'y avait plus ni toux ni expectoration, au dire du malade; mais le lobe pulmonaire supérieur droit était enrichi par un râle crépitant fin dans tout le pourtour du sommet. Grand appétit, forces plus grandes et embonpoint.

Les eaux transportées sont bues à l'entrée de l'hiver; un nouveau rhume survient pendant lequel M. M... expectore deux ou trois petites pierres stalactiformes du volume d'une tête d'épingle, mais sans fièvre et sans qu'il soit besoin de garder la chambre. Il revient au mont Dore en août 1859.

« J'ai très-bien passé l'hiver, me dit-il, je tousse à peine le matin, j'expectore peu ou point, et surtout je n'éprouve plus d'oppression. » L'état général est en effet meilleur que l'année précédente, le sommet malade n'offre plus que la respiration tuboïde avec quelques rares craquements humides dans la fosse sus-épineuse.

Le second traitement thermal ramène un peu de râle crépitant, qui disparaît dès le dix-huitième jour; il n'y a plus ni toux ni expectoration, et le bruit respiratoire ne conserve plus que de la faiblesse.

Les eaux transportées sont prises à l'entrée de l'hiver 1859. M. M... ne s'enrhume plus, ne tousse plus, et sa santé se trouve être encore parfaite en novembre 1860, un an après la seconde saison des eaux.

Engorgement pulmonaire chronique tuberculeux, résolution complète par deux saisons. (Docteur Delougeou.)

Obs. XXXVII. — M. M..., 32 ans, nerveux et lymphatique, cheveux bruns, physionomie pâle, trois fluxions de poitrine depuis douze ans, la dernière il y a trois ans, prédisposition catarrhale, affaiblissement de la voix, allant quelquefois jusqu'à la raucité; dyspnée en montant. D'après les conseils de M. le docteur Delougeou, ce malade arrive au mont Dore le 15 juillet 1859.

Matité dans l'étendue de quatre travers de doigt au-dessous de la clavicule droite, respiration affaiblie, tuboïde dans certains points, prolongée seulement dans d'autres au temps d'expiration, bruit de craquements secs, de frottement et de cuir neuf, même état dans la fosse sus-épineuse droite, où la toux provoque des bulles humides; respiration puérile à gauche.

Besoin de tousser tous les matins, expectoration de matière granuleuse, tantôt jaune, tantôt grise, demi-opaque.

Le traitement thermal surexcite beaucoup le malade les premiers jours et amène de l'insomnie, mais bientôt la tolérance s'établit et procure un changement des plus favorables dans l'état local et général.

Au vingt et unième jour du traitement, le poumon se soulève mieux, mais on entend un bruit de taffetas au milieu du râle sous-crépitant humide; il y a moins de toux, l'expectoration est moins opaque, plus aérée. Les eaux ne sont pas prises pendant l'hiver, et au 3 juillet 1860, M. N... se présente à notre observation ayant très-bien passé son année. Nous constatons un état général meilleur et plus d'embonpoint.

État local : matité légère dans le sommet droit, respiration faible, mais sans râle, à peine de la toux le matin, à peine de l'expectoration, gonflement de la luette, rougeur des amygdales, par suite d'un refroidissement en traversant la montagne. Le malade part du mont Dore le 24 juillet, fort, dispos et éprouvant un bien-être général ; cependant on constate toujours quelque chose dans le poumon droit, mais la respiration n'est plus puérile à gauche et la dyspnée est nulle.

TUBERCULES PULMONAIRES ET INTESTINAUX, INSUCCÈS DES EAUX DES PYRÉNÉES, CAS TRÈS-REMARQUABLE DE GUÉRISON PAR DEUX ANNÉES AU MONT DORE.

Voici une constitution affaiblie par les travaux de cabinet et par une double affection chronique de la poitrine et du tube intestinal :

Obs. XXXVIII. — M. P... est âgé de 42 ans, d'une constitution très-nerveuse, il tousse depuis sept ans et s'enrhume avec la plus grande facilité. En 1858, il se rend aux eaux de Cauterets et en revient plus malade qu'avant par suite d'une entérite chronique qui le réduisit à un état de maigreur extrême. Appelé plus tard à lui donner des soins, je constatai en mars 1859 : 1° sous la clavicule droite des cicatrices de cautères volants qui avaient été conseillés par un médecin de Paris ; 2° du même côté matité, respiration tuboïde, râle sous-crépitant humide dans l'étendue de 4 centimètres de hauteur ; même état dans la fosse sus-épineuse, où la voix retentit fortement. Dans la fosse sus-épineuse du côté gauche, petites bulles de râle sous-crépitant humide aux deux temps de la respiration, toux sèche dans la journée, suivie d'expectoration le matin, crachats parfois striés de sang, opaques, peu abondants ; la toux et les crachats augmentent ou diminuent suivant l'état de phlogose intestinale ; quand la fluxion est forte de ce côté, ils diminuent et réciproquement. Dès ce moment, je conseillai les eaux du mont Dore, autant toutefois que le permettrait l'état des voies intestinales. M. P... s'y rendit en juillet 1859, où il fut examiné par le docteur Noirmont, qui constata un état tuberculeux des plus graves, avec probablement extension des tubercules dans les ganglions mésentériques. Les eaux furent administrées avec beaucoup d'attention et avaient amené un résultat des plus favorables quand, au moment de partir, le malade fut pris de la cholérine qui régnait en ce moment. Après quinze jours de soins, le malade partit très-amaigri. Je le dirigeai à petites journées vers Arcachon, où il passa une douzaine de jours. La santé se refit, et M. P... reprit peu à peu un embonpoint inaccoutumé. L'hiver se passe sans accident; M. P... vaque à ses occupations et peut faire bonne réception à ses amis qui viennent le voir. Il retourne au mont Dore en juillet 1860. Les accidents locaux ont considérablement diminué; la respiration est bonne partout, excepté au sommet du poumon droit, où le bruit respiratoire est faible, et où par la toux on perçoit de légers bruits de craquement. Pendant cette seconde cure thermale, il se produit sans cause comme une légère hématurie indolente qui force d'interrompre plusieurs fois le traitement; mais au départ, qui eut lieu au commencement du mois d'août, la santé générale était bonne, la toux rare et sèche, et l'expectoration nulle.

Depuis cette époque jusqu'à ce jour, 8 décembre, la santé de M. P... est excellente; il n'y a ni toux, ni expectoration, ni accidents intestinaux, et M. P... a pu se livrer au plaisir de la chasse. A l'auscultation on ne trouve qu'un peu de faiblesse dans le sommet si gravement compromis.

Caverne sans fièvre; amélioration. (Docteur Ducloz.)

Obs. XXXIX. — M. R..., 54 ans, tempérament nerveux, disposition à s'enrhumer depuis les études de collége. Grippe au commencement du mois de décembre 1858, et depuis lors, toux sèche d'abord, puis suivie d'expectoration. D'après les conseils du docteur Ducloz, ce malade arrive au mont Dore le 8 juillet 1859 dans l'état suivant :

Matité très-prononcée au niveau et au-dessous de la clavicule droite dans une étendue de trois travers de doigt; bruit respiratoire tuboïde. Matité dans la fosse sus-épineuse correspondante très-prononcée avec bronchophonie et même pectoriloquie, râle de gargouillement. A gauche, respiration exagérée sans râle; toux fréquente, dyspnée, crachats opaques abondants et adhérents, pas de fièvre, pas d'appétit, amaigrissement.

Le 25, l'état général est meilleur, la matité est la même, mais le gargouillement a disparu; l'expectoration est diminuée et les crachats ne sont plus adhérents. Dans la fosse sus-épineuse, la respiration est caverneuse, mais sous la clavicule elle est faible et accompagnée de râle sous-crépitant avec un bruit de cuir neuf perçu par le malade lui-même.

Au mois de mai 1860, j'apprends que l'état de santé de M. R... est satisfaisant, que l'hiver s'est passé sans fièvre de rhume, mais qu'il y a toujours de la toux, surtout dans la matinée.

Tubercules du sommet gauche; amélioration a la suite d'une seule saison. (Docteurs Bruny et Carapou.)

Obs. XL. — M. S..., 45 ans, négociant, tempérament sanguin, a couché pendant six ans dans un rez-de-chaussée humide; toux depuis deux ans; deux hémoptysies en janvier et février 1859. Depuis cette époque, quintes de toux excessives.

Arrivée au mont Dore le 23 juillet 1859.

Matité dans toute l'omoplate gauche, râle sous-crépitant humide aux deux temps de la respiration et sous l'aisselle, bronchophonie, dyspnée; *je ne suis pas solide*, dit-il, *depuis longtemps du côté gauche.*

Le 10 août, l'état général était satisfaisant, moins de dyspnée, râles moins étendus dans le côté malade et moins de ralentissement de la voix et de la toux. Pas de nouvelles de ce malade.

Phthisie a la dernière période; amélioration successive par trois saisons; amélioration encore plus grande après une quatrième année. (Docteurs Gensaul, Vidal et Turin.)

Obs. XLI. — M. T..., 33 ans, lymphatique, tisseur autrefois, aujourd'hui à la tête d'une fabrique, malade depuis sept ans par suite de toux, d'oppression et d'expectoration. Visite aux eaux du mont Dore en 1856 et 1857, d'après les conseils de MM. Gensaul et Vidal. Bons résultats de ces deux voyages. Hémoptysie en février 1858; retour au mont Dore d'après les conseils de M. le docteur Turin. Arrivée à ces thermes le 8 juillet 1858 dans l'état suivant :

Pâleur, amaigrissement, ongles incarnés, fièvre le soir, sueurs le matin et partielle, perte d'appétit; oppression, toux fréquente, crachats épais, jaunâtres, râle sous-crépitant humide aux deux sommets en arrière; matité dans l'omoplate gauche, râle de gargouillement au niveau de la fosse sous-épineuse avec pectoriloquie. Dans tout le côté droit, la respiration paraît être exagérée, le bruit respiratoire est faible seulement sous la clavicule droite où l'on perçoit un bruit de râle sous-crépitant humide; sous la clavicule gauche, matité avec résonnance de la voix et craquements humides.

Le traitement thermal ramène les forces, l'appétit et le sommeil, et diminue l'expectoration. Le malade est plus fort et trouve que les eaux lui font toujours beaucoup de bien. Il part sans que j'aie pu l'ausculter. Le 5 juillet 1859, retour au mont Dore.

Le malade a pris de l'embonpoint et de la fraîcheur depuis l'année dernière; il a bien passé la première moitié de l'hiver, mais n'a pu travailler pendant tout le mois de février par suite d'un crachement de sang qui, assez fort les deux premiers jours, s'est prolongé pendant tout le mois, mais faiblement. Depuis le milieu du mois de mars jusqu'à ce jour, 5 juillet 1859, il s'est bien porté, mais il a toujours toussé et expectoré, seulement le matin des crachats opaques et peu abondants. M. T... me donne l'avis de conseiller à mes malades qui se trouvent dans le même cas que lui de leur défendre de se livrer aux plaisirs de l'amour, parce qu'il a la certitude qu'il s'en trouve fort mal et qu'il en est devenu très-sobre.

Matité et gros râles humides dans les deux sommets en arrière, mais plus prononcés à gauche; mêmes râles sous l'aisselle gauche et sous la clavicule gauche, mais sans diminution de *son* notable. A droite et en avant la respiration est rude, tuboïde, avec craquements humides seulement pendant la toux; oppression, sueurs sur le cou et la poitrine le matin; grand appétit, surtout depuis le voyage de l'année dernière.

20 juillet. L'expectoration a diminué de plus de moitié, dit le malade, il y a beaucoup moins d'oppression : à droite, la respiration est douce et meilleure, mêlée de râle crépitant pris au sommet; à gauche, on ne trouve plus de matité ni en avant ni en arrière, mais l'oreille perçoit du râle sous-crépitant humide dans toute la fosse sus et sous-épineuse; on ne rencontre pas de bronchophonie et encore moins de pectoriloquie. Le pouls est à 60. Le malade est fort satisfait de cette quatrième saison.

Cavernules au sommet gauche, amélioration par une première saison. (Docteur Lhomme.)

Obs. XLII. — M. V..., agriculteur, 33 ans, tempérament lymphatico-sanguin, malade depuis un an et atteint d'enrouement depuis six mois, avec toux fréquente, expectoration abondante, arrive au mont Dore le 3 juillet 1860, d'après les conseils de M. le docteur Lhomme (de Bourges).

Ce malade raconte qu'il a eu deux hémoptysies, la dernière il y a trois mois, et que depuis cette époque sa santé a toujours été en s'affaiblissant. Nous constatons :

Matité dans la fosse sus-épineuse, ralentissement de la voix, râle humide à grosses bulles. Même état du poumon en avant, mais moins prononcé. Respiration exagérée dans le côté opposé; peu d'appétit, peu de sommeil, bon état des voies digestives; pas de fièvre.

Le 29 juillet les râles sont moins fréquents, il y a moins de toux, les crachats presque aussi abondants mais plus aérés, l'état général est meilleur, l'appétit et le sommeil satisfaisants.

CAVERNES AU SOMMET DROIT SANS FIÈVRE, AMAIGRISSEMENT EXTRÊME, EFFETS NULS DU TRAITEMENT THERMAL.

Obs. XLIII. — M. X..., âgé de 73 ans, d'un tempérament nerveux et lymphatique, a été soigné il y a vingt ans par feu le professeur Chomel pour une pleurésie chronique avec épanchement du côté droit. Depuis cette époque, M. X... n'a jamais été d'une bonne santé, il a souvent toussé pendant la saison froide, et fut pris il y a cinq ans de plusieurs hémoptysies peu abondantes à la suite desquelles il se rendit passer tous les hivers à Nice.

Le 24 juillet 1858, il se rendit aux bains du mont Dore dans l'état suivant :

Pâleur générale, amaigrissement extrême, inappétence, toux *grasse* le matin, sèche dans la journée, pas de fièvre, pas de diarrhée ni constipation.

Matité sous la clavicule droite dans l'étendue de trois travers de doigt, râle cavernuleux à petites et à grosses bulbes dans toute l'étendue de la matité, bronchophonie. Même état dans la fosse sus-épineuse où la bronchophonie est remplacée par de la pectoriloquie; crachats opaques, grisâtres, et quelques-uns numulaires. Le traitement est suivi exactement pendant vingt jours, et n'est suivi d'aucun effet notable soit pour l'état local, soit pour l'état général.

PLUSIEURS CAVERNES, SANS FIÈVRE, EXPECTORATION ROUILLÉE ABONDANTE, DIMINUTION TRÈS-REMARQUABLE DES PRINCIPAUX ACCIDENTS.

Obs. XLIV. — M. Y..., 54 ans, nerveux, taille élevée, imagination active.

Depuis vingt ans, M. Y..., souffrait de maux de nerfs et d'hypocondrie, lorsqu'il y a quatre ans il contracta un rhume qui n'a pas cessé depuis, sans cependant jamais s'aliter, et pour lequel il fit, sans résultat, un voyage aux Eaux-Bonnes en 1857, et un autre au mont Dore en 1858. Il se promettait de revenir dans cette dernière station thermale où, disait-il, il avait éprouvé du soulagement; mais ses occupations l'en empêchèrent. Pendant l'année 1859, il y eut pendant les accès de toux de petites hémoptysies, et le 28 juin 1860 il se présente à notre examen dans l'état suivant : le teint est pâle, la figure très-amaigrie exprime à la fois la méditation et la tristesse; le pouls est fréquent le soir et s'accompagne de temps à autre de frissons; le matin il y a des sueurs thoraciques abondantes.

Le malade est surtout fatigué par la toux qui est plus forte le matin, et par la dyspnée chaque fois qu'il marche même sur un plan horizontal; les crachats sont abondants, musculaires, opaques, et plusieurs sont de la couleur d'une solution gommeuse chargée de kermès, matité dans la fosse sus-épineuse droite, s'étendant jusqu'à un travers de doigt au-dessous de l'épine de l'omoplate. Voix métallique, toux et bruit respiratoire amphorique, mêlé de râle, de gargouillement. Respiration faible dans le reste du poumon. Sous la clavicule droite, matité moins prononcée, mais respiration rude, prolongée, mêlée de râles sous-crépitants dans l'étendue de trois travers de doigt. Sous la clavicule gauche, même état. Respiration puérile dans le reste du poumon. Les extrémités digitales ne présentent qu'incomplétement l'incurvation hippocratique. Les voies digestives sont en bon état, il y a constipation; les autres organes ne présentent rien à noter.

Au départ, qui eut lieu le 16 juillet, nous constatons moins de toux, moins d'expectoration, état général meilleur, mais peu de changement dans l'état local.

Au commencement du mois de novembre suivant, nous constatons que les cavernes se vident et que les produits d'expectoration qui, avant le départ pour le mont Dore, imbibaient une serviette le matin, sont réduits à quelques crachats seulement. Nous insistons pour un séjour à Nice pendant l'hiver, et le 3 janvier 1861 nous recevions d'excellentes nouvelles de M. Y...

Rhumatismes chroniques, catarrhe humide, puis tuberculeux; amélioration par une première saison, hémoptysie plus d'un an après la première saison. (Docteur Lepetit.)

Obs. XLV. — M. Z..., 33 ans, lymphatico-nerveux, cultivateur, rhumatisme articulaire à l'âge de 12 ans; depuis cette époque, très-sujet aux douleurs et au catarrhe humide; arrivée au mont Dore le 30 juillet 1859, d'après les conseils de M. le docteur Lepetit.

Teint pâle, toux fréquente, humide le matin; cette toux date de plusieurs années, crachats spumeux, aérés, quelquefois opaques, jaunâtres, pas de fièvre, pas de dérangements intestinaux, mais rhumatismes musculaires, et quelquefois articulaires chroniques. Les poumons sont le siége de râles humides et sibilants dans différents points de la poitrine, mais sous la clavicule droite on constate de la matité avec expiration prolongée et bronchophonie, râle sous-crépitant dans l'étendue de deux ou trois travers de doigt, dyspnée. Dans la fosse sus-épineuse correspondante, matité avec craquements humides et respiration tuboïde.

Dès le quinzième jour du traitement, la toux et l'expectoration ont beaucoup diminué, ainsi que les douleurs de lombago dont se plaignait le malade à son arrivée.

M. Z... sort le 21 août sans que j'aie pu examiner la poitrine. Le reste de l'année s'est bien passé ; des circonstances particulières empêchent M. Z... de se rendre aux eaux l'année suivante 1860, et au mois de novembre j'apprends que M. Z... est atteint d'une hémoptysie qui menace sa vie.

PHTHISIE A LA TROISIÈME PÉRIODE, CONSTITUTION TRÈS-SANGUINE, AUCUNE AMÉLIORATION ; MORT.

Obs. XLVI. — M. Z'..., boulanger, âgé de 59 ans, d'un tempérament extrêmement sanguin et d'une forte constitution, contracte un rhume à la suite de chaud et froid, il y a quinze mois. Quels que soient les moyens mis en usage, la maladie a toujours continué à marcher, et c'est pour cela que d'après les avis des docteurs Clauzure et Montalembert, il se rend aux eaux du mont Dore le 11 août 1859. Nous constatons : amaigrissement considérable, toux excessive, expectoration abondante, rouillée parfois, crachats opaques, douleurs vagues dans la poitrine, sueur nocturne, fièvre continue, dégoût pour les aliments et insomnie. Quatre cautères ont été appliqués sous la clavicule droite, où existe une vaste excavation tuberculeuse s'étendant jusque dans la région supérieure du scapulum correspondant ; le sommet du poumon gauche présente aussi les signes de la maladie au premier degré.

Sous l'influence du traitement thermal, il y eut d'abord une apparente amélioration sous le rapport de l'intensité de la toux et de la quantité de la matière expectorée, mais au dix-huitième jour le malade retourna chez lui sans aucune amélioration réelle. Mort à la fin d'octobre.

OBSERVATION REMARQUABLE DE PHTHISIE A LA TROISIÈME PÉRIODE AVEC FIÈVRE, DÉSORGANISATION DU POUMON, ACCIDENTS GRAVES, ETC. ARRÊTÉE DANS SA MARCHE PAR UNE PREMIÈRE, PUIS UNE SECONDE SAISON. MORT DIX MOIS APRÈS LA DERNIÈRE SAISON PAR SUITE D'UNE PLEURO-PNEUMONIE AIGUE.

Obs. XLVII. — M. Z''..., vitrier, d'un tempérament lymphatique, originaire d'Auvergne, mais habitant le Poitou depuis dix ans, contracte en février 1858 une forte grippe qu'il négligea d'abord, mais par suite de laquelle il fut bientôt obligé de garder la chambre. Appelé au commencement du mois de mars, trois semaines environ après le début de la maladie à lui donner des soins, je constatai des symptômes équivoques dans tout le sommet droit, tels que obscurité du son, respiration rude, prolongée, et craquements secs, et quelques-uns humides. La dyspnée, la toux et la fièvre continue avaient fait perdre l'appétit au malade, ainsi que le sommeil. Un traitement actif et très-bien suivi fut appliqué sans aucun succès soutenu. Ainsi il y eut un grand nombre de vésicatoires appliqués sur le thorax, et plus tard aux deux bras, les diverses préparations stibiées, antimoniées, digitalées, opiacées et belladonées furent successivement ou simultanément prescrites et employées, sans que rien put faire cesser soit la toux, soit la fièvre. La toux surtout était le symptôme le plus fatigant pour le malade. L'opium sous toutes les formes, poudre de Dower, pilules cynoglosse, sirop de morphine, diacode ou de codéine, jusquiame, stramonie, laurier-cerise, tout fut inutile. On narcotisait le malade, mais la toux ne cédait en rien. La fièvre continuait toujours, le malade s'affaiblit de plus en plus, les crachats devinrent striés de sang, puis purulents, et tous les signes d'une caverne dans le sommet du poumon droit ne laissèrent plus aucun doute sur la marche galopante d'une phthisie aiguë.

Du 1er au 20 juin, le malade ne put se lever pour faire son lit qu'étant transporté dans un autre lit; il témoigna le désir de retourner dans son pays, distant de 8 kilomètres des eaux du mont Dore, et de là se rendre à ces thermes dont il savait les propriétés, ou plutôt la renommée dont elles jouissent dans les maladies analogues à la sienne. Mais l'on ne pouvait songer à faire entreprendre un aussi long voyage à ce malade dans les conditions où il se trouvait. Quelle ne fut pas notre surprise cependant quand, dix-huit jours plus tard, nous vîmes arriver au mont Dore Ferrand accompagné de sa femme. Ce moribond, épuisé par les fatigues du voyage, était pâle, décoloré, très-oppressé, et fut si malade pendant la nuit, qu'on fut obligé d'aller chercher le prêtre. Je constatai de nouveau une vaste caverne au sommet droit, et un commencement de râle humide avec matité sous la clavicule droite, respiration exagérée dans le reste des poumons, toux toujours très-fatigante comme par le passé, expectoration abondante numulaire grisâtre ou jaunâtre, pouls à 75, faible et dépressible. Tous les soirs à sept heures redoublement fébrile avec frissons par tout le corps, inappétence, insomnie, constipations, sueurs nocturnes abondantes.

Après vingt-quatre heures de repos, le frisson intense revenant tous les soirs vers sept heures, frisson pour lequel en vain avait été administré le sulfate de quinine, je fis transporter ce moribond dans les cuves à 43° centigrades à six heures du soir, c'est-à-dire une heure avant l'heure probable de l'arrivée du frisson. Je fis prendre un tiers de bain jusque un peu au-dessus des genoux pendant *quatre minutes et demie*, puis je fis retirer le malade vivement en le faisant envelopper dans du linge bien chaud. Deux tiers de verre d'eau minérale de la Magdelaine pure furent administrés en même temps, et le malade fut reconduit dans une chaise fermée dans un lit convenablement bassiné. Dès ce même soir, le frisson manqua complétement; alors à sept heures et demie je fis donner un verre de consommé au malade qui le prit avec plaisir. Ferrand s'endormit promptement, et ne se réveilla qu'à six heures et demie du matin pour tousser et expectorer, mais il n'avait plus de fièvre, et pour la première fois depuis le commencement de sa maladie, il avait passé une excellente nuit, et cela sans aucun opiacé.

Encouragé par ce premier succès, je fis prendre à six heures et demie du soir un second demi-bain, celui-là de six minutes, et jusqu'à la hauteur de l'ombilic, et j'augmentai la dose d'eau minérale d'un tiers de verre. Mêmes précautions, même résultat; sommeil toute la nuit. La quantité d'eau minérale fut augmentée chaque jour d'un quart de verre. Des pédiluves et les inhalations de vapeur furent successivement ajoutés au traitement, et le demi-bain prolongé de sept, huit, dix et douze minutes. La fièvre ne reparaît pas, les sueurs nocturnes sont diminuées, et cessent bientôt complétement, l'espérance renaît, l'appétit se développe d'une manière prodigieuse, et après vingt jours de traitement Ferrand, qui à son arrivée ne pouvait faire quelques pas sans être essoufflé et soutenu, non-seulement monte seul les marches de l'escalier qui conduit à sa chambre, mais il peut faire de petites promenades sur des plans plus ou moins ascendants et seul.

De la toux, de l'expectoration et de la dyspnée, tels sont les seuls symptômes qui résistent, mais le sommeil et l'appétit ne laissent rien à désirer; aussi le visage s'anime, les forces reviennent, et un embonpoint très-notable se manifeste aux yeux étonnés de toutes les personnes qui ont assisté à l'arrivée de Ferrand. Voici quel était l'état local : râle crépitant, abondant dans le sommet gauche, râle caverneux et pectoriloquie dans le sommet droit avec quelques bulles fines de râle crépitant et à grosses bulles rares au centre de la caverne, respiration moelleuse un peu exagérée et puérile dans tout le reste de la poitrine.

Ce malade retourne en Poitou, où il reprend le cours de ses travaux de vitrier, en se faisant aider pour ne pas se fatiguer; il boit les eaux transportées et passe très-bien l'hiver sans contracter un nouveau rhume, bien qu'il tousse et crache toujours, mais moins qu'avant son voyage aux eaux.

Au commencement du printemps, exacerbation de la toux avec réapparition de la fièvre; ces nouveaux accidents sont moins intenses que l'année précédente, et diminuent sous l'influence de quelques calmants aidés du repos et du régime. Cependant la caverne s'était agrandie, et de petites cavernules se creusaient dans le sommet gauche. Après un repos de sept à huit jours à la chambre, le malade continue à se promener et à vaquer à ses occupations jusqu'à la fin de juin 1859, époque à laquelle il revint au mont Dore sans être accompagné de sa femme. A cette époque, je le fis examiner par mon collègue et ami le docteur Noirmant qui, après l'avoir examiné hors de ma présence, m'annonça une énorme caverne à droite, et plusieurs petites cavernes à gauche. Comme la première fois, le traitement thermal produisit les meilleurs effets en calmant la toux, diminuant l'expectoration et la dyspnée, et en donnant du sommeil et un appétit soutenu. A la place du gargouillement il y avait comme un bruit amphorique sec entouré de râle crépitant humide. Le malade reprit encore des forces et une animation des traits peu en rapport avec les lésions pulmonaires; il n'y avait plus aucune espèce de fièvre.

Les eaux furent bues transportées dès le 2 novembre 1859, l'hiver se passe sans accidents nouveaux. Le malade tousse et crache, mais se promène tous les jours et mange avec bon appétit. Il se proposait, bien qu'il n'eût éprouvé aucun accident nouveau au printemps, de revenir passer une troisième année au mont Dore, lorsqu'à la fin de juin, ayant éprouvé un vif refroissement, il fut pris brusquement d'une pleuro-pneumonie suraiguë du côté gauche, avec crachats rouillés, frissons intenses; affection à laquelle il succomba le sixième jour.

Malheureusement l'autopsie n'a pu être pratiquée.

RÉFLEXIONS SUR LES OBSERVATIONS DU GROUPE PRÉCÉDENT.

Les observations 36, 37, 38, qui commencent cette série, sont trois privilégiés du mont Dore.

M. M..., qui appartient à M. le docteur Richard, expulse, après une première saison passée aux eaux, de petites concrétions crétacées; nous ne voulons pas dire que les eaux aient produit cette pétrification, car c'est le seul exemple que nous possédions sur nos 61 malades, et tout le monde sait que cette transformation s'opère quelquefois en dehors de toute action hydrothermo-minérale.

Mais ce que nous constatons, c'est qu'après une seconde saison la santé de M. M... a éprouvé une telle transformation, que malade, médecin et amis en ont été les premiers surpris.

La même réflexion s'applique à l'observation 37, et surtout à l'observation 38. Ce dernier, qui vient de faire sa seconde saison et chez lequel nous soupçonnons, avec le docteur Noirmont, une diathèse générale reflétant ses manifestations dans les deux principales cavités splanchniques.

La guérison cesse d'être apparente chez les observations 39 et 40, qui ne sont venus aux eaux qu'une seule fois et qui cependant ont éprouvé un changement favorable dans leur état. On lira avec intérêt l'observation 41, qui est celle d'un phthisique à la troisième période, mais sans fièvre, et qui reprend pendant chaque saison thermale un embonpoint très-notable.

Les observations 42 et 45 viennent de faire leur première saison; il y a peu de changement dans leur état. Le malade de M. le docteur Hybore éprouve une hémoptysie légère pour avoir trop longtemps prolongé son séjour dans le vaporarium et peut-être aussi avoir trop bu d'eau dans la journée. Au départ il tousse, crache moins, et ses crachats sont glaireux.

Celui de M. le docteur Lhomme, M. V..., atteint de laryngite avec affaiblissement de la voix, ressent une amélioration pour le larynx et pour son état général.

Résultat nul pour l'observation 43, qui meurt un an après des suites d'une opération de cataracte faite peut-être imprudemment par extraction chez un sujet très-faible et tuberculeux.

L'observation 44 offre des tubercules doubles avec cavernes, mais sans fièvre continue; il supporte bien le traitement et n'éprouve de changement favorable dans son état que quinze jours après, mais c'est le malade qui le dit et non le médecin; ajoutons que M. J... est un homme lettré et très-bon observateur.

N'oublions pas de noter que l'observation 48, constitution éminemment sanguine, client appartenant à M. le docteur Clauzure, n'a ressenti aucune amélioration et qu'il a succombé à la fin d'octobre.

Enfin l'observation 47 est un de ces cas rares dans lequel un traitement thermal audacieux, j'allais dire téméraire, a produit sur ce moribond une apparence de guérison qui a duré vingt et un mois. Ce malade, en proie à la fièvre de consomption tuberculeuse avec destruction de parenchyme, renaît en quelque sorte sous l'influence du traitement thermal; puis il prend vingt et un mois après une pleuro-pneumonie suraiguë qui le tue en six jours! C'est de lui que le docteur Noirmont disait que les quatre cinquièmes du lobe supérieur du poumon droit étaient emportés, sans parler des cavernules creusées au sommet du poumon gauche. Il nous a fallu voir cet homme voué à une mort certaine et prochaine pour tenter un moyen extrême, et malgré ce succès nous ne craignons pas d'avouer que nous n'avons pas encore osé tenter la même épreuve.

Deuxième classe, — Deuxième partie.

PHTHISIE CONFIRMÉE ACQUISE.

Deuxième genre : femmes.

Nombre................ 14
Morte.................. 1

CAVERNES ET CAVERNULES ; FIÈVRE ; RÉSULTAT THERMAL NUL.
(Docteur DEVERGIE.)

OBS. XLVIII. — Madame A'... est âgée de 41 ans, bien réglée, mais peu chaque fois, surtout depuis deux ans, époque à laquelle elle contracta la grippe ; depuis lors elle n'a pas cessé de tousser ; un prurit vulvaire qu'elle avait depuis longtemps disparut en même temps que la toux se développait : cette dame travaille depuis quinze ans dans la parfumerie de Paris, elle est grande et pâle, grêle, très-amaigrie et d'un tempérament lymphatico-nerveux. Personne dans sa famille n'a été atteint de maladie de poitrine.

Depuis six mois la toux est excessive, nonobstant toute espèce de traitement; l'expectoration est opaque, abondante le matin, sans qu'elle soit jamais sanguinolente. L'oppression est grande, la voix voilée le soir, l'appétit et le sommeil sont troublés, le pouls est mou, accéléré le soir, avec ou sans horripilations, suivant que la malade s'expose à l'air extérieur ou qu'elle demeure au lit.

La fosse sus-épineuse droite résonne moins bien que la gauche et est le siége de râle sous-crépitant à bulles de moyen volume. En descendant plus bas l'oreille perçoit, surtout pendant la toux, de nombreux craquements humides qui semblent se passer vers le centre même du poumon. La bronchophonie a son summum d'intensité dans la fosse sus-épineuse. Sous la clavicule droite, le râle humide n'apparaît que pendant les efforts de toux, l'inspiration est rude, rapeuse, tuboïde ; l'expiration prolongée sans bronchophonie et sans matité bien accentuée.

Du côté gauche de la poitrine la malade accuse des douleurs vives dans l'épaule et vers les côtes aux attaches du diaphragme ; le bruit respiratoire, faible en haut, est renforcé dans les régions inférieures. Madame A'..., venue au mont Dore d'après les conseils de M. Devergie vers la fin du mois d'août, repartit après la saison sans avoir éprouvé aucune modification dans son état local et général. Il est juste d'ajouter qu'elle suivait une hygiène détestable et s'abstenait des plus simples précautions hygiéniques.

PHTHISIE A LA TROISIÈME PÉRIODE; FIÈVRE LE SOIR AVEC FRISSONS; HÉMOPTYSIES; AMÉLIORATION PASSAGÈRE; MORTE SEPT MOIS APRÈS LE DÉPART DES EAUX. (Docteur LEVAVASSEUR.)

OBS. XLIX. — Madame E'..., âgée de 37 ans, mère de quatre enfants qu'elle a nourris, fut prise après de grandes fatigues physiques et morales de plusieurs hémoptysies qui portèrent une grande atteinte à l'état de sa santé. A la suite d'une forte hémoptysie qui eut lieu au printemps de 1859, elle fut prise d'une toux incessante extrêmement fatigante que rien ne put calmer et qui, d'abord sèche, s'accompagna bientôt d'expectoration et de fièvre le soir avec sueurs nocturnes, insomnie, perte complète d'appétit. Lorsqu'elle arriva au mont Dore, le 2 août 1859, elle était dans l'état suivant :

Pâleur générale, amaigrissement, toux quinteuse extrêmement fatigante rebelle à tout traitement, frissons et fièvre tous les soirs, ayant été en vain attaqués par le quinquina ; sueurs copieuses, expectoration le matin de crachats blancs, jaunâtres, opaques, peu abondants, menstruation diminuée des trois quarts avec période rapprochée, inappétence, constipation et insomnie à cause des accès de toux.

Matité dans toute la fosse sus-épineuse droite avec pectoriloquie, râle humide à grosses bulles, surtout pendant les efforts de toux; expiration prolongée et craquements humides sous la clavicule correspondante; bruit respiratoire exagéré dans tout le côté opposé.

Le traitement thermal fit bientôt cesser les frissons du soir et les sueurs ; la toux semble diminuer un peu, mais il n'y eut que très-peu de râle crépitant de retour dans les environs de la caverne. Cependant madame E'... mangeait mieux et toussait moins, l'espérance renaissait au départ; mais de retour en Berri, les accidents reprirent leurs mêmes allures que par le passé, et la malade succomba aux progrès de la fièvre hectique le 8 février de l'année 1860.

CAVERNES SANS FIÈVRE, HÉMOPTYSIE; CESSATION DES HÉMOPTYSIES PAR LE TRAITEMENT; PAS D'EFFET APPARENT SUR L'ÉTAT DE LA CAVERNE. (Docteur JADELOT.)

OBS. L. — Madame la comtesse de I'..., âgée de 67 ans, d'un tempérament lymphatico-sanguin, est depuis longtemps fort sujette à la toux et aux petites hémoptysies. Elle se rendit aux eaux du mont Dore le 30 juin 1859 d'après les conseils de M. le docteur Jadelot.

Nous constatons dans la fosse sus-épineuse droite et sous la clavicule correspondante, râle de gargouillement avec pectoriloquie, matité, épais crachats opaques, nummulaires fréquemment teints de sang. Disposition aux hémorrhagies nasales. Madame de I'... est grande, maigre, l'œil perlé, les pommettes rosées, les doigts hippocratiques, mais sans fièvre, sans diarrhée et sans sueurs; elle tousse surtout le matin et expectore des matières opaques sous forme de petites masses. Elle nous fait observer qu'ayant pris les eaux du mont Dore transportées, elle s'en est toujours bien trouvée, seulement il faut qu'elle les boive à froid, car si elles sont chauffées au bain-marie, elles donnent lieu à l'hémoptysie.

Nonobstant cette observation, nous prescrivons les eaux bues à la source comme aux autres malades, et, chose remarquable, pendant tout le temps qu'a duré le traitement thermal, il n'y a pas eu une seule hémoptysie. Les seules modifications produites immédiatement furent le retour de l'appétit, la diminution de la toux et des crachats moins opaques et plus diffluents. Comme résultat consécutif, cessation des hémoptysies qui ne se sont pas reproduites pendant l'hiver de 1859 ni même pendant les mois de novembre et décembre 1860. Aucune modification apparente dans l'état de la caverne.

PHTHISIE A LA TROISIÈME PÉRIODE. AMÉLIORATION LÉGÈRE SUR PLACE.

Obs. LI. — Madame O'..., 38 ans, lymphatico-sanguine, quatre enfants, le dernier âgé de 8 ans; accès d'asthme, et depuis avril dernier trois fluxions de poitrine.

Aujourd'hui 30 juillet 1860, matité dans l'étendue de quatre travers de doigt au-dessous de la clavicule droite, pectoriloquie, râle de gargouillement, et dans la fosse sus-épineuse râle humide surtout à l'inspiration, respiration tuboïde dans toute la fosse sus-épineuse. Toux fatigante, crachats épais, jaune verdâtre. Pas d'hémoptysie, sueur à la poitrine le soir. Ongles incarnés. Pas de menstruation depuis le mois de mai. Réapparition sous l'influence du traitement thermal. Langue blanche; pas d'appétit. Fièvre tous les soirs.

Au départ, qui eut lieu le 18 août, il y a moins de fièvre, plus d'appétit et moins d'expectoration. Le gargouillement est le même ainsi que la matité, mais la respiration se fait mieux autour de la caverne, et le râle de la fosse sus-épineuse est accompagné d'un râle plus fin. Cette dame était venue au mont Dore dès l'année précédente pour des accès d'asthme; elle avait éprouvé un soulagement manifeste lorsque après avoir essuyé trois fluxions de poitrine, le poumon a été envahi par des tubercules qui se sont bientôt ramollis.

PHTHISIE A LA TROISIÈME PÉRIODE.

Obs. LII. — Madame U'... Pas de changement par le traitement thermal, 47 ans, tempérament nerveux, six enfants, le dernier il y a six ans. Depuis cette époque, tumeur du volume d'une grosse pomme dans le flanc droit, affection pour laquelle MM. Trousseau et Durand-Fardel ont été consultés. Toux depuis deux ans, menstruation irrégulière, diminuée depuis le commencement de la toux, crachats épais le matin et le soir, surtout après les repas; fièvre tous les soirs, précédée de frissons, peu de sueurs, amaigrissement; perte d'appétit, hémoptysies fréquentes. Matité dans les deux sommets du poumon, râle humide à grosses bulles; pectoriloquie à droite, bronchophonie à gauche. Le traitement fut suivi depuis le 8 juillet jusqu'au 25 juillet 1860, sans procurer d'autre amendement qu'un appétit meilleur.

Caverne bornée a un seul poumon. amélioration. (Docteur Guignard.)

Obs. LIII.— Mademoiselle de A''... n'a que 15 ans et n'est pas réglée, brune et bien constituée en apparence; elle est pâle, lymphatique, bouffie, et tousse depuis dix-sept mois par suite d'un rhume contracté en pension, et qui a persisté jusqu'à ce jour malgré les efforts de l'art. Aucun parent n'a été atteint d'un rhume semblable. Il y a un frère et une sœur plus jeunes et bien portants.

Poumon droit, rien de particulier.

Le poumon gauche est le siége d'un gargouillement à grosses bulles beaucoup plus fort sous la clavicule et vers l'aisselle que dans la fosse sus-épineuse. La voix et la toux ne retentissent que faiblement, mais la matité est bien facile à constater eu égard à la maigreur des parties; elle comprend toute la moitié supérieure de l'omoplate et les deux côtes sous-jacentes à la clavicule. Néanmoins la toux n'est pas en rapport avec cet effroyable désordre, son maximum d'intensité a lieu le matin, elle cesse le jour pour reprendre le soir avec une petite fièvre lente souvent précédée de froid aux pieds. L'expectoration a lieu le matin et une ou deux fois au milieu de la nuit. La mère qui couche à côté de sa fille entend un râle qui l'effraye beaucoup. Les crachats sont plus opaques qu'aérés, tantôt verdâtres, tantôt grisâtres. Il y a dyspnée, l'appétit est presque nul, la langue blanche, le ventre serré, le sommeil meilleur. Voici ce qui se passe pendant vingt et un jours de traitement au mont Dore en juillet 1859. L'expectoration devient plus abondante, mais aussi plus facile pendant les premiers jours du traitement, le sommeil est plus agité, mais dès le dixième jour la toux et l'expectoration diminuent.

La partie postérieure du sommet gauche du poumon s'enveloppe d'un râle crépitant fin, et le gargouillement diminue avec la quantité des crachats qui deviennent plus aérés et moins chargés en couleur; la fièvre cesse, l'appétit renaît, mais faiblement encore, le teint se déplombe et la dyspnée s'efface. A la place du gargouillement on entend du râle humide rare, et une grande faiblesse dans le bruit respiratoire.

Phthisie grave; cas remarquable des effets des eaux du mont Dore.
(Docteur Guérineau.)

Obs. LIV.—E''... est âgée de 27 ans, bien réglée, d'un tempérament sanguin et nerveux, brune avec pommettes rosées et affection chronique de l'utérus. Une toux presque constamment sèche et qui dure depuis trois ans a nécessité deux voyages successifs aux eaux des Pyrénées qui n'ont produit aucun bon résultat aux deux fois différentes parce que le traitement a été très-difficilement supporté; il a été impossible à la malade de pouvoir prendre des bains. Le 11 juillet 1858, elle arriva au mont Dore d'après les conseils de M. le docteur Guérineau. Son état était le suivant :

Amaigrissement, perte d'appétit, constipation, pouls petit, serré, un peu fréquent, toux sèche, plus forte le matin, oppression, affaiblissement de la voix, palpitations nerveuses. Le sommet droit du poumon est le siége de râles sous-crépitants et de craquements humides plus prononcés en arrière et sous l'aisselle qu'en avant; de la matité et de la bronchophonie sont constatées seulement dans la fosse sus-épineuse. Dans le sommet gauche, la respiration n'est pas moelleuse comme dans le reste de l'organe, le bruit d'expiration y est plus prolongé et la respiration est tuboïde.

Dès le troisième jour du traitement, expectoration de quelques petites cuillerées de sang vif; après deux jours de repos il est repris sans interruption. La malade, qui avait une si grande frayeur des bains, les supporte bien pendant 15 à 20 minutes les premiers jours et plus tard davantage.

Elle quitte les eaux après la saison, mangeant mieux, ayant la voix moins cassée et moins de toux. La fosse sus-épineuse droite est le siége d'un râle crépitant fin qui marque le râle humide primitif; la toux est toujours sèche.

Les eaux sont bues transportées au commencement de novembre et l'hiver se passe complétement sans accidents et même sans toux durant des semaines entières. J'eus l'occasion de revoir cette malade à la fin de février. On entendait, au sommet droit du poumon et en arrière seulement, des craquements humides avec respiration râpeuse tuboïde sans matité prononcée ; la voix était revenue et la malade avait repris son agilité ordinaire.

Elle revint au mont Dore en 1859, le 19 juillet, dans le même état que nous l'avions laissée cet hiver. Quelques jours avant son arrivée dans nos montagnes elle avait contracté un rhume; elle prit du froid en descendant de voiture à une heure très-avancée de la nuit, eut beaucoup de peine à trouver un logement par suite de l'encombrement des malades qui existait à cette époque et perdit sur-le-champ la voix. Il n'y eut pas d'hémoptysie comme l'année précédente, mais quelques accès de fièvre par suite de l'exacerbation de la toux et de la fatigue du voyage.

Après quelques jours de repos, le traitement fut commencé et suivi comme l'année précédente. La voix ne revint qu'au treizième ou quatorzième jour et la toux diminua beaucoup; le sommet droit était encore le siége de râle, de craquement humide comme à l'arrivée.

PHTHISIE A LA SECONDE PÉRIODE; AMÉLIORATION. (Docteur TEXIER.)

OBS. LV.—Madame I''..., âgée de 33 ans, brune, lymphatique, a eu six enfants et une fausse couche. Depuis deux ans elle tousse et crache et souffre du larynx. L'hiver dernier, elle perdait et recouvrait alternativement la voix; elle but les eaux du mont Dore transportées et s'en trouva si bien qu'elle vint aux sources même au commencement de juillet 1858.

La malade n'est pas amaigrie, il y a de l'appétit et les fonctions se font bien; seulement la voix est faible et se voile le soir; il y a une sensation de chaleur et de picotement au larynx. Chaque matin, toux et expectoration de mucosités jaunâtres plus ou moins opaques et aérées; ces accidents sont moindres dans le jour et augmentent après le repas du soir. Il n'y a pas de fièvre. Tout le sommet du poumon droit est mat plus en arrière qu'en avant et le siége de râle de gargouillement avec pectoriloquie et râle sous-crépitant sous le creux de l'aisselle, respiration puérile dans le reste de l'organe.

L'expectoration augmente et est plus facile pendant la première semaine de traitement; elle diminue de plus en plus, et la voix reprend son timbre presque normal. Le râle de gargouillement est remplacé par du râle sous-crépitant humide, et la matité ne paraît pas avoir diminué.

La malade boit les eaux transportées au mois de novembre et passe l'hiver sans accidents nouveaux.

PHTHISIE AU SECOND DEGRÉ; AMÉLIORATION. (Docteurs COUSSO et DE LA MARSONNIÈRE.)

OBS. LVI.—Madame O''..., âgée de 49 ans, brune et d'un tempérament lymphatico-sanguin nerveux, porte une cicatrice sur la partie latérale droite du cou provenant probablement d'un accès ganglionnaire. Elle a eu onze enfants, dont trois fausses couches; la dernière grossesse il y a six ans. Elle n'est plus réglée depuis trois ans et a nourri six de ses enfants. Sa santé a toujours été bonne, quoique faible, et ce n'est que depuis le mois de février 1859 qu'elle a contracté un rhume qui dure encore, malgré tout ce qu'on a pu faire. Cette maladie est survenue à la suite d'un violent chagrin qui a succédé à la perte d'une de ses filles.

Il y a toux fréquente, expectoration de matière granuleuse le matin et sans beaucoup d'efforts, dyspnée pendant la marche, sueurs générales sans fièvre bien prononcée.

Tiers moyen des deux clavicules, absence de matité.

Sous la clavicule droite il n'y a pas de bronchophonie, mais la respiration est tuboïde, c'est-à-dire que le bruit vésiculaire est remplacé par une respiration rude et prolongée avec quelques bulles humides à l'inspiration. Dans la fosse sus-épineuse, du même côté, le sang est évidemment moins clair qu'à gauche; là seulement la voix et la toux retentissent, et les deux temps de la respiration sont marqués par du râle sous-crépitant à bulles volumineuses. La respiration s'entend bien partout ailleurs. Arrivée au mont Dore au commencement de juillet 1859, madame O''... repartit le 30 du même mois, ayant très-peu d'expectoration, moins de toux, moins de dyspnée, plus d'appétit. Le sommet droit du poumon est le siége de râle sous-crépitant fin, et il n'y a plus de bronchophonie. En novembre 1860, la santé de madame O''... était satisfaisante.

PHTHISIE GRAVE; AMÉLIORATION. (Docteur VIGERAL.)

OBS. LVII.—Madame U''..., 36 ans, lymphatico-sanguine, deux enfants, bien réglée autrefois, malade depuis deux ans environ, dix hémoptysies, la dernière au mois de mai 1859. Amaigrissement, faiblesse générale, menstruation irrégulière, tantôt plus, tantôt moins, dyspnée surtout par la marche. Arrivée au mont Dore le 9 juillet 1859. Matité dans la fosse sus-épineuse, râles de craquement humides très-marqués à l'inspiration; même état sous la clavicule droite, retentissement de la voix et de la toux. Plusieurs cautères ont été appliqués dans cette région. A gauche la respiration se fait assez bien, elle paraît puérile. Toux fréquente le matin et le soir, crachats glaireux après chaque repas, opaques et granuleux dans l'intervalle, surtout le matin.

Le 24 juillet, la toux est moins fréquente, le teint meilleur, l'expectoration moins abondante, les urines déposent beaucoup. Il n'y a plus de râle sous la clavicule droite et très-peu dans la fosse sus-épineuse, mais la respiration y est encore râpeuse sans bronchophonie.

PHTHISIE CHRONIQUE, HÉMOPTYSIES NOMBREUSES; AMÉLIORATION PAR LES EAUX DU MONT DORE. (Docteurs TURIN et VIDAL.)

OBS. LVIII.—Madame A'''..., 59 ans, tempérament sanguin, forte constitution, réglée jusqu'à 55 ans. Depuis dix ans, disposition à la toux et aux douleurs rhumatismales, par suite de l'habitation dans un lieu humide et du travail sédentaire dans une fabrique de soieries.

En 1856, et surtout pendant l'hiver de 1857, rhume beaucoup plus opiniâtre que les années précédentes, mais sans hémoptysies, ce qui décide M. le docteur Turin à envoyer cette malade au mont Dore. Elle y prit les eaux en juillet 1858 et s'en trouva si bien qu'elle y revint en juillet 1859, époque où je vis la malade pour la première fois, et constatai l'état suivant :

Amaigrissement, oppression, pouls à 80, un peu mou, peu d'appétit, constipation; prolapsus utérin nécessitant l'usage d'un pessaire; il y avait autrefois des flueurs blanches, mais elles ont disparu depuis le traitement thermal de l'année précédente.

Son mat dans l'étendue de deux travers de doigt au-dessous de la clavicule droite, râle sous-crépitant gros aux deux temps de la respiration, mais sans souffle ni bronchophonie.

Sous la clavicule gauche pas de matité, mais râle humide avec craquement, bruit respiratoire faible dans tout le reste de la poitrine en avant.

En arrière et à droite, bruit respiratoire faible dans la région sus et sous-épineuse, avec râle humide s'étendant au sommet de l'aisselle. Dans la fosse sus-épineuse gauche on trouve matité, et là seulement une bronchophonie très-accentuée avec des craquements et du râle sous-crépitant, surtout pendant les efforts de toux.

Les lobes postéro-inférieurs n'offrent aucun râle, mais le murmure respiratoire est comme exagéré. De temps à autre il y a des douleurs de poitrine, faiblesse de jambes avec œdème le soir, sueurs générales, surtout le matin, mais pas excessives, toux et expectoration de matière granuleuse opaque; la toux et surtout les crachats cessent dans le reste du jour. Aggravation de tous les accidents par le plus léger refroidissement; doigts incarnés, hippocratiques.

La malade déclare qu'elle a eu trois enfants qu'elle n'a pas nourris et qui se portent assez bien; elle a très-bien passé l'hiver depuis son voyage de l'année dernière aux eaux du mont Dore. A son départ en juillet 1859, nous constatons qu'il n'y a plus de dyspnée, que la respiration du côté droit est libre, moelleuse, un peu humide dans les parties supérieures.

A gauche en avant, il y a un peu de râle crépitant et davantage en arrière dans la fosse sus-épineuse, mais sans bronchophonie, et le râle est relativement très-fin.

PHTHISIE PULMONAIRE A LA DERNIÈRE PÉRIODE; BONS EFFETS DE DEUX SAISONS AU MONT DORE.

OBS. LIX.—Madame E'''..., 41 ans, tempérament lymphatico-nerveux, irrégularité dans les règles depuis un an, toux depuis quatre ans, qui a été toujours en augmentant et qu'aucun remède n'a pu calmer.

Matité sous les deux clavicules, plus étendue à gauche, où elle comprend deux travers de doigt; gargouillement et pectoriloquie dans ce dernier côté, mêmes symptômes dans la fosse sus-épineuse, où la matité est au plus haut degré. A droite sous la clavicule il n'y a pas de résonance marquée de la voix, mais du râle sous-crépitant humide à petites bulles. Dans la région de l'omoplate la respiration est faible, accompagnée de rhumcus sibilant et sous-crépitant; fréquentes douleurs dans le dos et sur les parois de la poitrine, dyspnée, toux très-forte, expectoration abondante, puriforme et parfois striée de sang; fièvre le soir, sueurs partielles le matin, constipation alternant avec la diarrhée, doigts hippocratiques.

Les eaux ramènent de la diarrhée d'abord, puis la tolérance s'établit, et à la fin de la saison on ne constate d'autre changement dans la situation qu'un peu plus d'appétit, moins d'expectoration et moins d'opacité dans les crachats. Des furoncles surviennent sous les aisselles. Tout cela se passait en 1858. L'hiver se passe très-bien, et cette dame revint aux eaux du mont Dore en juillet 1859 bien mieux portante que l'année précédente. Des circonstances indépendantes de ma volonté m'ont empêché d'explorer la poitrine.

OBS. LX. — Madame I'''... (Voy. observation 11 de notre mémoire : *Des maladies de l'appareil respiratoire devant les eaux du mont Dore.* Paris, 1859.)

Non-seulement cette malade vit encore, mais elle a toutes les apparences d'une bonne santé.

PHTHISIE A LA TROISIÈME PÉRIODE; VASTE CAVERNE; CICATRISATION PAR DEUX SAISONS; OBSERVATION TRÈS-REMARQUABLE. (Docteur DUCLOZ.)

OBS. LXI. — Mademoiselle O'''..., âgée de 17 ans, d'un tempérament lymphatico-sanguin, avec cheveux d'un blond châtain, réglée à l'âge de 16 ans, contracte un rhume en Normandie à la fin du mois de février 1859. Des soins de toute espèce et les médications les plus diverses ne purent mettre fin à la toux. M. le docteur Ducloz, appelé en consultation, conseille les eaux du mont Dore; la malade y arrive le 3 août 1859 dans l'état suivant :

Amaigrissement général, pâleur, fièvre continue avec redoublement le soir, forte dyspnée, impossibilité de marcher sans appui; toux fatigante, humide et fréquente, expectoration jaune, opaque, nummulaire et abondante, pas d'appétit, constipation, menstruation rare et remplacée par des flueurs blanches.

Matité dans toute la région de l'omoplate gauche, avec résonnance de la voix et de la toux, mais pectoriloquie dans toute la fosse sus-épineuse avec gargouillement.

Sous la clavicule du même côté, la matité est moins prononcée, mais la respiration est rude, râpeuse, saccadée avec bronchophonie et râle sous-crépitant humide. La partie inférieure du poumon est en bon état et dégagée de toute espèce de râle. Tout le poumon droit paraît être en bon état, si ce n'est que la respiration est exagérée.

Le traitement thermal est commencé avec la plus grande prudence et est bien supporté. Dès le 22 août on constate un état général meilleur. Les crachats sont plus rares, moins opaques, diffluents et aérés, l'appétit et l'espérance renaissent. La matité est toujours la même dans les parties signalées plus haut, et le gargouillement est masqué par une grande abondance de râle sous-crépitant fin, humide. La fièvre et les sueurs nocturnes sont moindres. La malade quitte le mont Dore, accompagnée de sa mère très-satisfaite de cette première saison.

Grâce à toute espèce de précautions hygiéniques, l'hiver se passe sans accidents, ainsi que le printemps, et la malade nous revint le 20 juillet 1860 dans un état de santé méconnaissable. En effet, il y a plus de force et d'embonpoint, peu de toux, si ce n'est le matin, avec expectoration granuleuse, opaque, mais en petite quantité.

Dans les fosses sus-épineuse et sous-épineuse du côté gauche, il y a *très-peu* de matité, mais grande faiblesse dans les bruits respiratoires, avec un peu de râle sous-crépitant humide, peu ou point de bronchophonie, sans gargouillement ni pectoriloquie.

En avant sous la clavicule il n'y a plus de matité, et la respiration est plus pure, quoique plus faible que du côté opposé. Le traitement thermal est suivi dans toute sa rigueur; les règles, qui étaient affaiblies, redeviennent très-abondantes et d'une couleur convenable, les traits du visage s'animent, l'embonpoint augmente, toutes les fonctions s'exécutent bien, et chaque personne qui aborde la mère de mademoiselle O'''... s'écrie : « Ce n'est toujours pas pour mademoiselle votre fille que vous venez aux eaux! »

En effet, lorsque ces dames quittèrent le mont Dore le 22 août 1860, la respiration était pure, moelleuse, aréolaire partout, excepté au sommet du poumon gauche en arrière, dans l'étendue de trois travers de doigt où elle est faible, sans murmure, mais sans expiration prolongée, avec un peu de bruit, de craquement humide pendant et immédiatement après la toux, très-faible retentissement phonique et légère diminution de son à la percussion pratiquée avec soin. Il n'y a de dyspnée qu'en marchant un peu vite. Mademoiselle O'''... s'est rendue passer l'hiver dans le midi, et à la fin de décembre 1860, sa santé ne laissait rien à désirer.

RÉFLEXIONS SUR LES OBSERVATIONS DE CE DERNIER GROUPE.

L'observation 48, madame A'..., examinée une fois par M. le docteur Devergie, n'a rien obtenu du traitement thermal. La toux, extrêmement fatigante, a été réfractaire à toutes les pratiques du traitement thermal : l'expectoration avait seulement un peu diminué au départ; j'ignore ce qu'est devenue cette malade, je ne serais pas surpris qu'elle ait succombé.

Quant à madame E'... (obs. 49), appartenant au docteur Levavasseur, après avoir éprouvé un notable amendement dans les symptômes fébriles, elle a fini par mourir au mois de février 1859 sans passer par la pneumonie.

Madame la comtesse de I'... (obs. 50) est un exemple remarquable de l'action exercée par l'eau thermale sur l'hémoptysie. Ainsi toutes les fois que madame de I'... boit les eaux transportées et chauffées au bain-marie, comme on le pratique habituellement, elle est prise d'une hémoptysie. Au contraire, en les prenant froides, elle n'a pas à craindre cet accident, et chose plus remarquable encore, bues à la source même, l'hémoptysie n'a pas lieu. Quelle peut être la raison de ce phénomène? Je l'ignore, la température du bain-marie n'était portée qu'à 45°. L'action consécutive du traitement sur l'état de la caverne a été nul : ce fait a du reste été confirmé par M. le docteur Jadelot; quant à moi, je l'ai noté en mai 1860, les hémoptysies seulement ont cessé depuis la saison de l'année dernière.

L'observation 51 suit régulièrement une première saison en 1859, ce qui ne l'empêche pas d'éprouver pendant l'hiver trois fluxions de poitrine successives, les effets consécutifs du traitement thermal ayant été à peu près nuls.

Madame O'... revient au mont Dore en 1860, sur les conseils de son habile docteur M. Lagandré; cette dame était encore convalescente de sa dernière fluxion de poitrine. Les phénomènes ordinaires des eaux se sont produits dans l'état local; la fièvre qui existait tous les jours a diminué, l'appétit est revenu, mais nous craignons beaucoup pour l'hiver.

L'observation 52 n'a suivi cette année qu'une courte saison, sans éprouver aucun changement; une grave complication existant du côté du ventre, et pour laquelle MM. Trousseau et Durand-Fardel ont été consultés, a empêché d'appliquer le traitement dans toute sa rigueur.

L'observation 53, appartenant au docteur Guignard, a éprouvé l'année dernière une grande amélioration; les eaux ont été bues à l'entrée de l'hiver, mais nous sommes sans nouvelles depuis cette époque.

Quant aux observations 54, 55, 56, ce sont trois beaux résultats de thérapeutique thermale.

Mademoiselle E''... est envoyée en 1857 aux eaux des Pyrénées, suivant le conseil du docteur Guérineau; les eaux furent très-mal supportées, et aussitôt qu'on voulait donner, soit un bain, soit un demi-bain, à l'instant même la voix se perdait, l'oppression et le malaise forçaient bientôt la malade de sortir de la baignoire. En juillet 1858, mademoiselle E''... arrive au mont Dore dans un grand état de faiblesse et d'irritabilité; le traitement est commencé avec les plus grandes précautions, il est très-bien supporté et produit de très-bons effets qui se continuent tout l'hiver. Mademoiselle E''... revient en 1859, et retire les mêmes bons effets que la première fois; cependant elle n'est pas guérie, mais la toux et l'expectoration sont presque nulles.

Madame I''... (obs. 55) comme madame O''... (obs. 56) éprouvent une amélioration après une seule saison, qui ne s'est pas démentie à l'heure où nous écrivons.

Les observations 57, 58 ne sont venues qu'une année au mont Dore; il y a eu amendement sur place très-notable dans les symptômes locaux et généraux.

Quant à l'observation 59, que nous avons revue deux fois en 1858, 1859, l'état général de la santé avait continué à s'améliorer, surtout eu égard à la santé générale.

Madame I'''..., qui vient aux eaux pour la cinquième fois, n'est autre que le sujet de l'observation 11 de notre premier mémoire. (*Les maladies de l'appareil respiratoire devant les eaux du mont Dore.* Paris, 1859.) Ce fait prouve les bons et remarquables effets de la cure thermale poursuivie pendant cinq ans dans une maladie primitivement jugée absolument incurable par les principaux médecins de son pays. Il y a toujours de la toux, de l'expectoration nummulaire, mais le poumon gauche, autrefois si gravement compromis, est aujourd'hui en voie de réparation.

L'observation la plus remarquable de tout ce travail est sans contredit la dernière (obs. 61); nous ne pouvons mieux faire que d'y renvoyer le lecteur.

Après avoir exposé un à un les faits qui composent ce mémoire, et dans lesquels certaines omissions et bien des imperfections ont certainement dû se glisser, il est temps de rompre avec cette monotomie et d'embrasser ce grave sujet dans un coup d'œil d'ensemble afin d'arriver à des déductions rigoureuses et pratiques.

Or quiconque se livre avec quelque attention à l'examen de la poitrine des malades qui sont soumis aux diverses pratiques du traitement thermal au mont Dore, un phénomène important, capital, se produit, c'est l'apparition du râle crépitant de retour.

Que les organes soient engorgés idiopathiquement ou symptomatiquement, que la phlogose séjourne dans une partie ou dans la totalité d'un lobe, c'est ordinairement du septième au quatorzième jour de la cure que ce bruit apparaît. Dans quelques cas, c'est tout à fait à la fin du traitement, et l'on n'est pas peu surpris de voir un malade arriver sans râle dans la poitrine et repartir en apparence plus malade qu'il n'était. Ce râle prend en effet la place du souffle et de ce que nous appelons la respiration tuboïde, et si nous lui donnons l'épithète de retour, c'est parce que, comme dans la pneumonie aiguë, sa présence coïncide avec une diminution très-notable dans la dyspnée et un changement dans la nature des crachats qui deviennent moins opaques, plus aérés, plus muqueux, et quand on pose au malade cette question : « Comment vous trouvez-vous? » il répond : « Je me trouve mieux, j'ai moins de gêne dans la poitrine, j'étouffe moins en marchant. » Il est plus rare autour des grandes cavernes que des petites et plus abondant autour des groupes tuberculeux qui, de la première, passent à la seconde période.

La pneumonie chronique idiopathique, si rare dans la pratique privée et relativement très-fréquente ici à cause du grand nombre de maladies de poitrine qu'on y observe, offre d'une manière presque constante le retour de ce râle crépitant fin si agréable à entendre pour le médecin attaché à ses malades. Cette année encore, dans un cas de ce genre, nous avons pu, huit jours à l'avance, prédire son apparition à deux de nos très-honorables confrères, les docteurs Archambaut (de Paris) et Aubanel (de Marseille), sur un jeune sujet qui, à son arrivée ici, ne *toussait* pas depuis *deux mois* et n'avait pas le plus petit bruit de râle dans l'appareil respiratoire tout entier, mais qui offrait les symptômes d'une pneumonie chronique incomplétement guérie; l'un d'eux fut le premier à nous avertir de cet heureux retour qui s'est manifesté le douzième jour de la cure pour disparaître presque complétement au vingt et unième jour.

Ce résultat est certainement l'un des effets exercés par la pénétration de l'eau thermo-minérale dans la trame intime des organes, bains, pédiluves, eau en boisson, et plus spécialement encore par suite du séjour des malades dans le vaporarium tous les jours pendant un temps plus ou moins long ou dans la salle des inhalations de l'eau pulvérisée. Nous l'avons déjà dit, et chacun comprend aisément que c'est toujours d'un bon augure lorsque ce bruit de crépitation moelleuse se montre au milieu ou à la fin du traitement. Nous avons déjà plusieurs fois parlé de respiration tuboïde, il est temps que nous nous expliquions sur le sens que nous attachons à cette expression.

Toutes les fois que le bruit respiratoire a perdu son caractère aréolaire ou vésiculaire, il peut manquer complétement comme dans les grandes collections séreuses ou purulentes de la plèvre ou bien être affaibli tout en conservant la forme vésiculaire. Y a-t-il hyperémie lobulaire avec ou sans la présence de corps étrangers, le bruit aréolaire, ce bruit simple, moelleux et doux qui indique que toutes les cellules s'ouvrent et se déploient sous l'oreille, manque ou plutôt est remplacé, par ce que nous appelons un bruit respiratoire râpeux ou tubaire. Or nous trouvons que le mot râpeux exprime mal le phénomène, et l'expression tubaire, si bien appliquée pour exprimer l'hépatisation du poumon, est ici beaucoup trop forte. Le bruit respiratoire, dans les cas dont nous parlons, n'a pas l'âpreté de la râpe ni l'intensité du souffle tubaire; c'est un état intermédiaire entre le véritable souffle bronchique et le murmure vésiculaire. Ainsi, la respiration tuboïde accompagne presque toujours le bruit d'expiration prolongée et a son lieu d'élection le plus souvent aux sommets des poumons : il exprime la non-perméabilité incomplète des vésicules pulmonaires, l'état hyperémique d'un ou plusieurs lobules sans granulations ou avec la présence de granulations à l'état rudimentaire. Que la congestion augmente, que les granulations se développent, et alors la respiration tuboïde est entrecoupée, saccadée, et bientôt remplacée par le véritable souffle tubaire.

Revenant à notre sujet, la résolution des engorgements péricaverneux ou pérituberculeux est donc un fait incontestablement établi, et qui justifie déjà les assertions de de Brieude. Ce savant et profond observateur écrivait en effet en 1787 ces phrases remarquables : « Les phthisies pulmonaires ont fait de tous les temps la célébrité des eaux du mont Dore ; on n'a jamais recours à un remède qui ne guérit point. » (De Brieude, *Observations sur les eaux thermales de Bourbon-l'Archambault, de Vichy et du mont Dore.*) De la réduction d'un engorgement il y a loin sans doute à la réduction d'un ou de plusieurs tubercules; mais si l'on se rappelle les actions multiples, diverses et insaisissables exercées par le traitement thermal sur l'ensemble de l'économie animale, et dont la résultante est une plus grande somme de vitalité, de nutrition et d'absorption, l'on conçoit aisément qu'en maintenant dans de sages limites ce grand mouvement réactionnaire, il puisse s'opérer dans la trame intime des tissus morbides les changements les plus prompts comme les plus inattendus. Tous nos malades, à part de très-rares exceptions, ont été baignés dans l'eau thermale pure avec des degrés de thermalité en rapport avec l'état des malades, et ce n'est assurément pas le fait le moins étrange de la médication du mont Dore que celui de voir des malades toussant, crachant, étouffant, fébricitants même et tuberculeux à toutes les périodes, prendre une série non interrompue de bains, de demi-bains, de quarts de bains depuis quelques minutes jusqu'à quarante minutes. Faut-il alors s'étonner si la peau dont toutes les fonctions étaient, sinon abolies, du moins languissantes depuis plusieurs mois ou plusieurs années, se réveille, se surexcite en se dépouillant pour ainsi dire des langes terreux dont elle se recouvre dans toutes les maladies chroniques? Il n'est pas besoin d'insister sur les efforts consécutifs de ce mouvement fluxionnaire porté à la périphérie du corps et qui constitue à lui seul toute une action thérapeutique. Ce mémoire, déjà fort long, ne nous permet pas de nous étendre davantage sur les modifications exercées sur chaque fonction en particulier par l'eau minérale, et spécialement sur la membrane muqueuse pulmonaire et laryngo-trachéale, aussi bien que sur le parenchyme vésiculaire. Quelles que soient les idées qu'on se forme sur cette action thérapeutique, les faits que nous avons rassemblés ici sont assez nombreux et assez explicites pour laisser bien peu de doute dans l'esprit du lecteur. Qu'on jette les yeux sur les observations 1, 2, 10, 11, 12, 13, 14, 19 et 22, et l'on ne tardera pas à se convaincre que les signes caractéristiques de l'état tuberculeux des poumons se sont au moins en grande partie dissipés, et que les tubercules eux-mêmes sont devenus autant de lettres mortes. Mais ce n'est pas seulement dans la maladie au premier et au second degré que ces effets ont été observés. Les observations 23, 24, 26, 31, 32, 36, 37 et surtout 38 attestent suffisamment des résultats inespérés et presque merveilleux. N'y aurait-il dans tout ce travail que les deux observations 47 et 61 et qui appartiennent à la troisième période de la phthisie tuberculeuse, qu'à moins de fermer les yeux à l'évidence en niant l'observation clinique elle-même, qu'il est, dis-je, impossible de ne pas reconnaître la salutaire influence exercée par la thérapeutique thermale du mont Dore dans des cas véritablement désespérés.

Sur les 61 cas de phthisie rassemblés ici, nous comptons 7 morts, savoir : quatre hommes et trois femmes, et si l'on veut bien déduire le n° 43, qui est mort non de la phthisie, mais des suites d'une opération de cataracte malheureuse, il ne reste plus que six morts qui soient parvenus à notre connaissance. De l'ensemble de ces faits nous croyons pouvoir conclure :

1° Que la phthisie pulmonaire tuberculeuse n'est pas incurable;

2° Que les états morbides nombreux qui accompagnent cette maladie sont non-seulement avantageusement modifiés par les eaux thermales du mont Dore, mais que la maladie elle-même subit un temps d'arrêt manifeste quand elle ne guérit pas;

3° Les résultats susénoncés sont d'autant plus faciles à obtenir que le malade est sans fièvre et la maladie à la première ou à la seconde période;

4° Que, contrairement à l'opinion généralement admise, on rencontre au mont Dore un certain groupe de malades arrivés à la dernière période de la phthisie et qui éprouvent les effets les plus remarquables d'une ou plusieurs cures faites à ces thermes, lorsque les conditions d'âge, d'éréthisme, d'état fébrile, et surtout l'étendue des lésions anatomiques n'opposent pas d'invincibles obstacles.

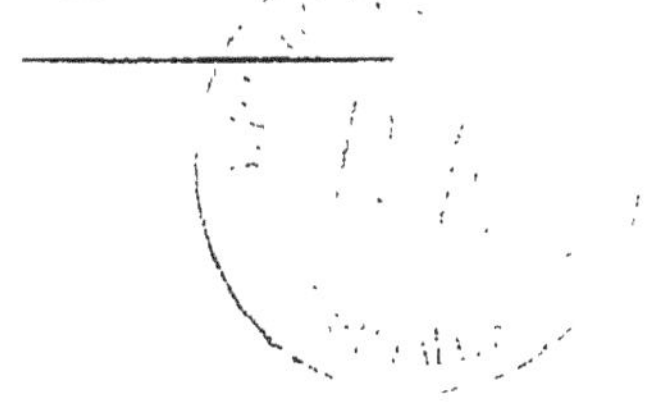

PREMIÈRE PARTIE.

PHTHISIE AU PREMIER DEGRÉ.

(DOUTEUSE.)

PREMIÈRE CLASSE. HÉRÉDITAIRE.		DEUXIÈME CLASSE. ACQUISE.	
PREMIER GENRE. Hommes.	DEUXIÈME GENRE. Femmes.	PREMIER GENRE. Hommes.	DEUXIÈME GENRE. Femmes.
Nº 6. Obs. *b*.	Nº 1. Obs. *a*.	Nº 10. Obs. *g*.	Nº 19. Obs. *aa*.
Nº 7. — *c*.	Nº 2. — *e*.	Nº 11. — *h*.	Nº 20. — *ce*.
Nº 8. — *d*.	Nº 3. — *i*.	Nº 12. — *k*.	Nº 21. — *ii*.
Nº 9. — *f*.	Nº 4. — *o*.	Nº 13. — *l*.	Nº 22. — *oo*.
	Nº 5. — *u*.	Nº 14. — *m*.	
		Nº 15. — *n*.	
		Nº 16. — *p*.	
		Nº 17. — *r*.	
		Nº 18. — *s*.	
Total. . . 4	Total. . . 5	Total. . . 9	Total. . . 4

DEUXIÈME PARTIE.

PHTHISIE AU DEUXIÈME ET AU TROISIÈME DEGRÉ.

(CONFIRMÉE.)

PREMIÈRE CLASSE. HÉRÉDITAIRE.		DEUXIÈME CLASSE. ACQUISE.	
PREMIER GENRE. Hommes.	DEUXIÈME GENRE. Femmes.	PREMIER GENRE. Hommes.	DEUXIÈME GENRE. Femmes.
N° 23. Obs. B.	N° 31. Obs. A.	N° 36. Obs. M.	N° 48. Obs. A'.
N° 24. — C.	N° 32. — E.	N° 37. — N.	N° 49. — E'.
N° 25. — D.	N° 33. — I	N° 38. — P.	N° 50. — I'.
N° 26. — F.	N° 34. — O.	N° 39. — R.	N° 51. — O'.
N° 27. — G.	N° 35. — U.	N° 40. — S.	N° 52. — U'.
N° 28. — H.		N° 41. — T.	N° 53. — A''.
N° 29. — K.		N° 42. — V.	N° 54. — E''.
N° 30. — L.		N° 43. — X.	N° 55. — I''.
		N° 44. — Y.	N° 56. — O''.
		N° 45. — Z'.	N° 57. — U''.
		N° 46. — Z''.	N° 58. — A'''.
		N° 47. — Z'''.	N° 59. — E'''.
			N° 60. — I'''.
			N° 61. — O'''.
Total. . . 8	Total. . . 5	Total. . . 12	Total. . . 14

Total général. . . . . . . 61.

Morts : Hommes. . . . . 4 dont 1 mort de l'opération de la cataracte.
— Femmes. 3

Total 7

www.ingramcontent.com/pod-product-compliance
Ingram Content Group UK Ltd.
Pitfield, Milton Keynes, MK11 3LW, UK
UKHW021158220726
13924UKWH00003B/1199

9 782019 293826